Cirugía laparoscópica a través de incisión única

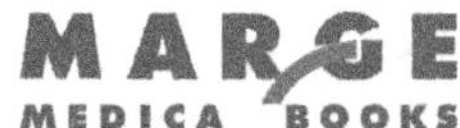

MARGE
MEDICA BOOKS

Cirugía laparoscópica a través de incisión única

Editors:
Eduardo M. Targarona Soler
Manuel Trias Folch

Editor invitado:
Carlos Moreno Sanz

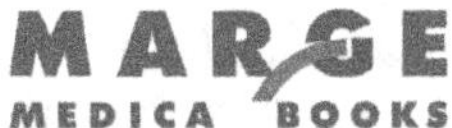

Cirugía laparoscópica a través de incisión única
Editors: Dr. Eduardo M. Targarona Soler y Dr. Manuel Trias Folch
Editor invitado: Dr. Carlos Moreno Sanz
1.ª edición 2011
2.ª edición 2012

© de esta edición: ICG Marge, SL

Edita: Marge Médica Books - València, 558, ático 2.ª - 08026 Barcelona (España)
www.marge.es - Tel. +34-932 449 130 - Fax +34-932 310 865

Director editorial: Hèctor Soler
Gestión editorial: Ana Soto, Anna Palacios
Edición: Rosa Serra, David Soler
Colaboración editorial: Carmen Company, Holosfera
Compaginación: Mercedes Lara
Impresión: Impulso Global Solutions (Tres Cantos, Madrid)

ISBN: 978-84-15340-15-7
Depósito Legal: B-26.633-2012

Índice

Autores

Antonio Alcaraz Asensio
Servicio de Urología
Hospital Clínic Universitari
    de Barcelona
Barcelona

Carmen Balagué Ponz
Servicio de Cirugía
Hospital de la Santa Creu
    i Sant Pau
Universitat Autònoma
    de Barcelona
Barcelona

Antonio Barranco Moreno
Unidad de Innovación
    en Cirugía Mínimamente
    Invasiva
Hospital Universitario Virgen
    del Rocío
Sevilla

Pere Brescó Torrás
Servicio de Ginecología
    y Obstetricia
Hospital de Igualada
Barcelona

Francesc Carmona Herrera
Servicio Ginecología
Hospital Clínic Universitari
    de Barcelona
Barcelona

Jesús Garijo Álvarez
Servicio de Cirugía General
Hospital Infanta Sofía
Madrid

Martín Gascón Hove
Servicio de Cirugía General
Hospital Militar de Zaragoza
Zaragoza

Juan Gilabert Aguilar
Servicio de Ginecología
Hospital Arnau de Vilanova
Valencia

Juan Gilabert Estellés
Servicio de Ginecología
Hospital Universitario
    Doctor Peset
Valencia

Tomás González Elosua
Servicio de Cirugía General
Hospital General de León
León

Pilar Hernández Casanovas
Servicio de Cirugía
Hospital de la Santa Creu
    i Sant Pau
Universitat Autònoma
    de Barcelona
Barcelona

María Luz Herrero Bogajo
Servicio de Cirugía
Complejo Hospitalario
    Mancha-Centro
Ciudad Real

Esteban Martín Antona
Servicio de Cirugía 2
Hospital Clínico San Carlos
Madrid

Esther Martín García Almenta
Servicio de Cirugía 2
Hospital Clínico San Carlos
Madrid

Carmen Martínez Sánchez
Servicio de Cirugía
Hospital de la Santa Creu
    i Sant Pau
Universitat Autònoma
    de Barcelona
Barcelona

Salvador Morales Conde
Unidad de Innovación
    en Cirugía Mínimamente
    Invasiva
Hospital Universitario Virgen
    del Rocío
Sevilla

Antonio Morandeira Rivas
Servicio de Cirugía
Complejo Hospitalario
    Mancha-Centro
Ciudad Real

Carlos Moreno Sanz
Servicio de Cirugía
Complejo Hospitalario
    Mancha-Centro
Ciudad Real

Mireia Musquera Felip
Servicio de Urología
Hospital Clínic Universitari
    de Barcelona
Barcelona

José Francisco Noguera Aguilar
Instituto Digestivo Médico-
    Quirúrgico (IDMQ)
Hospital Son Llàtzer
Palma de Mallorca

Jorge Juan Olsina Kissler
Servicio de Cirugía Digestiva
Hospital Universitario Arnau
    de Vilanova
Lleida

Lluís Peri Cusí
Servicio de Urología
Hospital Clínic Universitari
    de Barcelona
Barcelona

Maria José Ribal Caparrós
Servicio de Urología
Hospital Clínic Universitari
    de Barcelona
Barcelona

José Luis Salvador Sanchís
Servicio de Cirugía
Hospital General de Castellón
Castellón

Daniel Sánchez López
Servicio de Cirugía General
Hospital Infanta Sofía
Madrid

Andrés Sánchez Pernaute
Servicio de Cirugía 2
Hospital Clínico San Carlos
Madrid

María Socas Macías
Unidad de Innovación en
    Cirugía Mínimamente
    Invasiva
Hospital Universitario Virgen
    del Rocío
Sevilla

Pablo Talavera Eguizábal
Servicio de Cirugía 2
Hospital Clínico San Carlos
Madrid

Eduardo María Targarona Soler
Servicio de Cirugía
Hospital de la Santa Creu
  i Sant Pau
Universitat Autònoma
  de Barcelona
Barcelona

Antonio José Torres García
Servicio de Cirugía 2
Hospital Clínico San Carlos
Madrid

Manuel Trias Folch
Servicio de Cirugía
Hospital de la Santa Creu
  i Sant Pau
Universitat Autònoma
  de Barcelona
Barcelona

Oscar Vidal Pérez
Servicio de Cirugía General
  y Digestiva
IMDiM
Hospital Clínic Universitari
  de Barcelona
Institut d'Investigació
  Biomèdica August Pi
  i Sunyer (IDIBAPS)
Barcelona

Prólogo

Apreciado compañero,

La cirugía endoscópica ha significado un salto cualitativo sin precedentes en la historia de la cirugía. Sin embargo, no ha sido el último capítulo en el intento de minimizar la agresión quirúrgica y siguen buscándose procedimientos menos invasivos. En los últimos seis años, la NOTES *(natural orifice transluminal endoscopic surgery)* y la cirugía endoscópica de acceso único han surgido como posibles innovaciones con el objetivo de reducir el dolor, agilizar la recuperación y, por qué no, mejorar el resultado estético.

En el actual mundo globalizado, la revolución electrónica hace que los avances médicos se difundan de manera acelerada, pero a pesar de ello a veces es necesario concretar y condensar las novedades y la información disponible sobre un tema en una obra monográfica. Creemos que la que tienes en tus manos es oportuna y actual. Oportuna, porque reúne de forma concisa (tal vez austera, acorde con los momentos económicos que vivimos) el estado actual de la cirugía de acceso único, desde el punto de vista de cirujanos españoles reunidos bajo el denominador común de su experiencia en este campo, en los inicios de su desarrollo. También incluye un trabajo «coral» de todos los cirujanos españoles que colaboran en el Registro Nacional de Cirugía a través de Incisión Única, auspiciado por la Sección de Cirugía Endoscópica de la Asociación Española de Cirujanos. Finalmente, es actual porque se ha elaborado en un tiempo récord (tres meses), lo que asegura su interés y novedad.

Detrás de estas páginas hay esfuerzo e ilusión. El esfuerzo del Dr. Moreno Sanz, coordinador de la obra, con el soporte de Olympus, que ha confiado en el proyecto, y la profesionalidad de Marge Books en su rápida y cuidada edición. Sólo esperamos, querido lector, que sus páginas sean de tu interés y permitan progresar en esta quizá ingenua, pero legítima, búsqueda de una cirugía menos agresiva.

DR. EDUARDO M. TARGARONA SOLER
DR. MANUEL TRIAS FOLCH
DR. CARLOS MORENO SANZ

Cirugía laparoscópica a través de incisión única

Innovaciones en cirugía mínimamente invasiva

J.F. Noguera Aguilar

Sinopsis

Escribir un capítulo sobre las innovaciones que se han producido en la cirugía mínimamente invasiva es intentar resumir un gran apartado de la historia de la cirugía moderna. A continuación se desarrolla cómo ha ido evolucionando la cirugía endoscópica desde sus inicios hasta la única incisión, indicando cuáles fueron los cimientos para el desarrollo de este nuevo abordaje.

1   Introducción

Los orígenes de lo que hoy conocemos por cirugía endoscópica pueden situarse en las primeras exploraciones laparoscópicas realizadas por Heinz Kalk en la década de 1950, pero no es hasta 1982 cuando se realiza una intervención quirúrgica por vía laparoscópica. Kurt Semm, ginecólogo de profesión e ingeniero de vocación, realizó una apendicectomía laparoscópica. A este autor se deben aportaciones tan importantes como la creación del neumoperitoneo y el uso de la luz fría, sistema precursor del cable de fibra óptica.

La vesícula biliar, órgano diana del desarrollo del abordaje laparoscópico, tuvo que esperar hasta el año 1985. Eric Muhe, cirujano de origen alemán, diseñó un laparoscopio de mayor tamaño que denominó Galloscope y realizó diversos refinamientos técnicos que hicieron posible la primera colecistectomía laparoscópica en septiembre de ese año. Dos años más tarde será otro cirujano, Phillipe Mouret, de origen francés, quien se sume a la realización de la colecistectomía laparoscópica, si bien ya llevaba varios años realizando exploraciones laparoscópicas en pacientes con dolor abdominal.

Tras la colecistectomía empieza a sumarse con el tiempo una amplia serie de procedimientos quirúrgicos que pueden llevarse a cabo con el abordaje laparoscópico, como la vagotomía troncular en 1989 por Francois Dubois y en la década de 1990 la fundoplicatura gástrica para el tratamiento de la enfermedad por reflujo. En la primera década del siglo actual, el interés de la laparoscopia gira en torno a dos cuestiones: la ampliación de las afecciones a resolver mediante este abordaje y la minimización del traumatismo de la pared del abdomen para disminuir las complicaciones de las puertas de entrada. Con esta última filosofía se desarrolla la «minilaparoscopia», la cirugía endoscópica a través de orificios naturales (NOTES, *natural orifice transluminal endoscopic surgery)* y la cirugía laparoscópica con incisión única.

2   Desarrollo de la minilaparoscopia

Una década después de la aparición de la laparoscopia convencional, que ofrecía las ventajas de mejor resultado estético, menor dolor, estancia hospitalaria más corta y recuperación más rápida, se plantea la minimización de los abordajes en la pared del abdomen para aumentar todavía más los beneficios para el paciente. La cirugía minilaparoscópica no es más que la disminución del calibre de los puertos usados habitualmente en laparoscopia, sustituyéndolos por puertos e instrumentos desde 3 hasta 1 mm de diámetro.

Actualmente se dispone de puertos e instrumentos de estos diámetros con buena funcionalidad, pero se plantea un problema: la extracción de la pieza quirúrgica. Para ello es necesario ampliar alguna puerta de entrada, por lo que no debe sacrificarse la calidad de la imagen con una minicámara si vamos a necesitar una puerta de 10-12 mm para la extracción de la pieza quirúrgica.

3 Desarrollo de la cirugía NOTES

Siguiendo con la voluntad de aumentar los beneficios de la cirugía mínimamente invasiva y producir un cada vez menor traumatismo en la pared del abdomen, apareció la cirugía NOTES. La primera descripción de la cirugía endoscópica a través de orificios naturales la realizaron Kalloo *et al.*[1] en 2004 al publicar sus resultados satisfactorios en un modelo porcino realizando peritoneoscopia y biopsia hepática por vía transgástrica. Rao y Reddy[2] comunicaron ese mismo año la primera apendicectomía en humanos por vía transgástrica, intervención que despertó un gran interés por la aplicación clínica de la NOTES.

En 2005, el grupo de Kalloo reporta sus resultados satisfactorios experimentales en la realización de gastroyeyunostomías por vía transgástrica, y el grupo de Thompson[3] hace lo mismo con sus experiencias transgástricas de exploración abdominal y resección de órganos ginecológicos. En relación a la colecistectomía transgástrica, fue también en 2005 cuando los grupos de Swanstrom[4] y de Park[5] realizaron de forma satisfactoria una colecistectomía y una colecistogastrostomía por vía transgástrica con endoscopios flexibles.

La aplicación clínica tuvo que esperar a principios de marzo de 2007, cuando el grupo de Zorron[6] realizó la primera serie de colecistectomías transvaginales NOTES en cuatro pacientes. Poco más tarde, en el mismo mes, Bessler *et al.*[7] llevaron a cabo con éxito una colecistectomía transvaginal híbrida con tres puertas abdominales laparoscópicas. Marescaux *et al.,*[8] en abril de 2007, realizaron una colecistectomía Notes más pura usando una sola punción abdominal, por la cual introdujeron una aguja de Veress para control del neumoperitoneo. La primera colecistectomía Notes transvaginal híbrida realizada en España la efectuó el grupo de Noguera,[9] en octubre de 2007.

En la actualidad es mandatorio el abordaje híbrido para conseguir una tracción y una exposición adecuadas. La colecistectomía híbrida es la única aplicación clínica

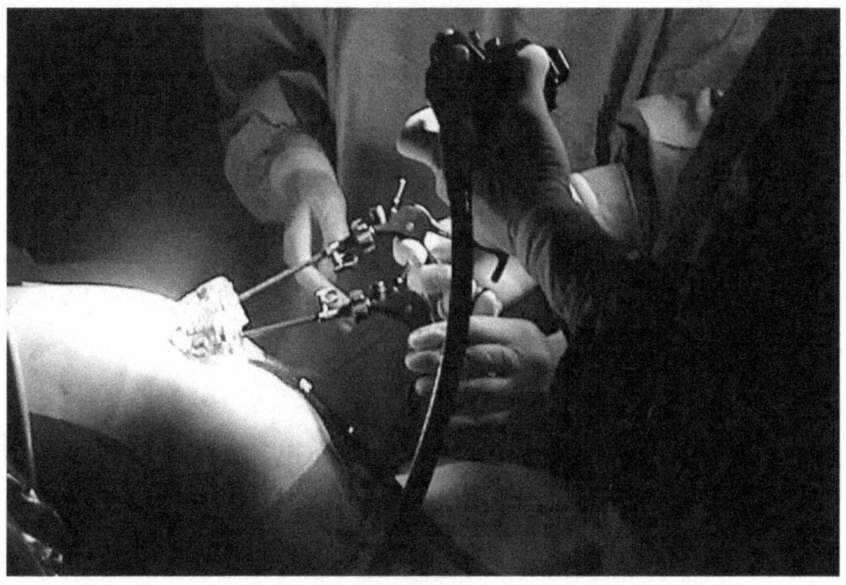

Figura 1. FSIS: endoscopio flexible y dos puertos de 3 y 5 mm con material no articulado.

viable y segura en estos momentos. Los abordajes híbridos suponen un puente entre la laparoscopia y la Notes, que de momento es necesario atravesar si queremos llegar a realizar procedimientos transluminales endoscópicos puros. Siguiendo el hilo de los últimos avances de la cirugía endoscópica, se ha desarrollado una cirugía «de fusión» que aprovecha la experiencia previa con el uso del endoscopio flexible y los nuevos abordajes de única incisión a través del ombligo. Con esta técnica se realiza la cirugía con el endoscopio flexible a través de una única incisión en el ombligo (FSIS, *flexible single incision surgery)*. Por la incisión umbilical se accede con tres puertos, uno de 11 mm ocupado por el endoscopio flexible y otros dos accesorios paralelos, que pueden ser de 3 y 5 mm (véase la figura 1).

Este acceso ofrece varias ventajas y permite seguir con el desarrollo de la cirugía Notes aplicando la técnica a través del ombligo. Su inconveniente es la necesidad de tener experiencia con el uso del endoscopio flexible para realizar gestos quirúrgicos.

4 Desarrollo de la cirugía endoscópica de única incisión

El objetivo que se persigue con las nuevas tecnologías y técnicas en cirugía mínimamente invasiva es la cirugía sin

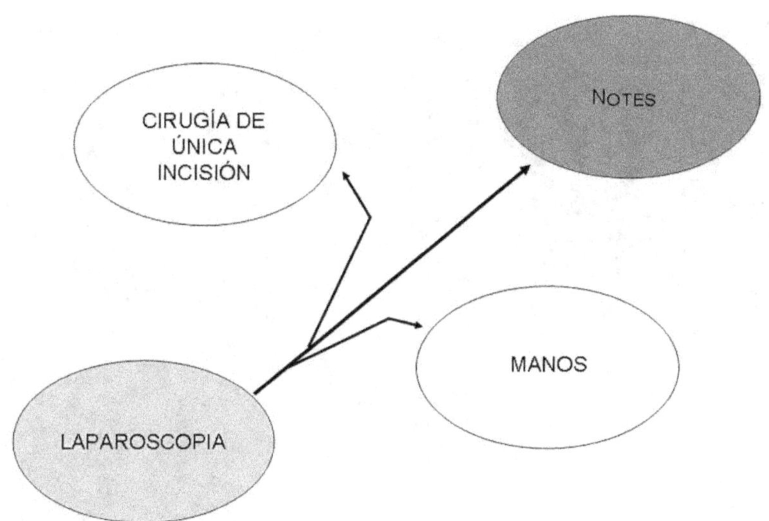

Figura 2. Desarrollo de la cirugía mínimamente invasiva y tecnologías puente.

cicatrices visibles. Si bien categóricamente esto no es posible en nuestros días, esta línea de desarrollo ha permitido introducir una serie de «tecnologías puente», entre las que destaca la cirugía de única incisión o de puerto único (véase la figura 2). En este nuevo abordaje, la idea es que toda la instrumentación necesaria para realizar el procedimiento se introduzca en el abdomen a través de una única incisión en la pared abdominal, que se localiza preferentemente en el ombligo. La necesidad de triangulación para poder converger los instrumentos en el lecho quirúrgico se consigue articulándolos o usándolos preformados (véase la figura 3).

Las primeras experiencias con la cirugía de única incisión datan de finales de los años 1990, con técnicas sobre

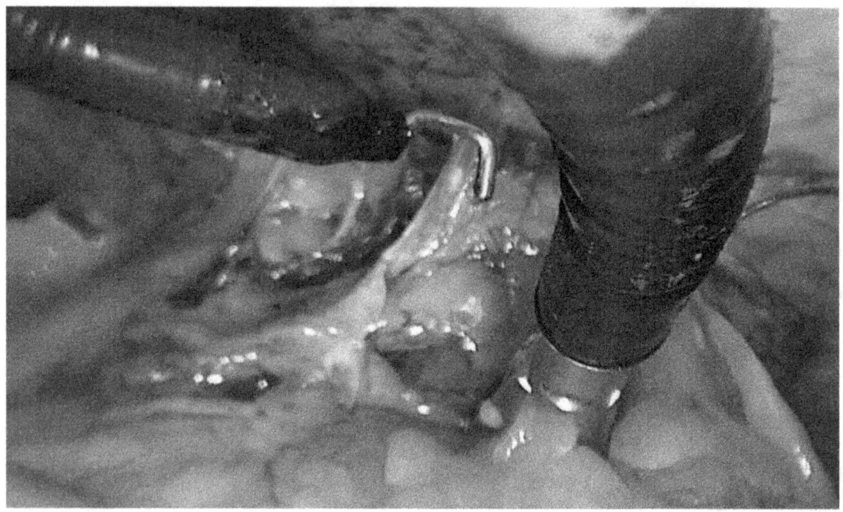

Figura 3. Articulación del instrumental para converger en el lecho quirúrgico.

órganos pélvicos desarrolladas por ginecólogos y cirujanos pediátricos.[10,11] Una década después, y en pleno desarrollo de la cirugía NOTES, el grupo de Cuesta[12] publica en 2007 lo que denominan «colecistectomía invisible», realizada con un único acceso umbilical que no dejaba cicatriz visible. La posibilidad de realizar cirugía sin cicatrices, objetivo compartido con la cirugía NOTES, pero de una manera más «laparoscópica», hace que este acceso despierte un rápido interés en los cirujanos y la industria, y empiezan a comunicarse experiencias clínicas con apendicectomía y colecistectomía primero, para después pasar a otras intervenciones más complejas como la colectomía, la esplenectomía, la suprarrenalectomía, etc.[13-17]

En la actualidad, hay dos líneas de desarrollo en la cirugía de incisión única. Por un lado, la que emplea un dispositivo multicanal que agrupa en él varios canales de trabajo, y por otra la realizada mediante varios trocares en una única incisión cutánea, pero con incisiones aponeuróticas independientes. Cada una con sus ventajas e inconvenientes, puede ser que encuentren algunas indicaciones distintas en función de si se tiene que realizar la extracción de la pieza quirúrgica o no.[18]

Este interés compartido por todos los sectores, proveedores y usuarios de la tecnología quirúrgica hace que el desarrollo de la cirugía de puerto único progrese rápidamente y deje atrás en el camino otros desarrollos que, como la cirugía NOTES, tendrán que esperar un nuevo impulso para ver la luz definitivamente.

Bibliografía

1. Kalloo AN, Singh VK, Jagannath SB, *et al.* Flexible transgastric peritoneoscopy: a novel approach to diagnostic and therapeutic interventions in the peritoneal cavity. Gastrointest Endosc. 2004; 60: 114-17.

2. Rao GV, Reddy DN. Transgastric appendectomy in humans. Presentado en: 45th Annual Congress of the Society of Gastrointestinal Endoscopy of the India (2004), y en World Congress of Gastroenterology, Montreal, Canada, 2006.

3. Wagh MS, Merrifield BF, Thompson CC. Endoscopic transgastric abdominal exploration and organ resection: initial experience in a porcine model. Clin

Gastroenterol Hepatol. 2005; 3: 892-96.

4. Swanstrom LL, Kozarek R, Pasricha PJ, *et al.* Development of a new access device for transgastric surgery. J Gastrointest Surg. 2005; 9: 1129-136.

5. Park PO, Bergström M, Ikeda K, *et al.* Experimental studies of transgastric gallbladder surgery: cholecystectomy and cholecystogastric anastomosis (videos). Gastrointest Endosc. 2005; 61: 601-6.

6. Zorron R, Filgueiras M, Maggioni LC, *et al.* NOTES. Transvaginal cholecystectomy: report of the first case. Surg Innov. 2007; 14: 279-83.

7. Bessler M, Stevens P, Milone L, *et al.* Transvaginal laparoscopically assisted endoscopic cholecystectomy: a hybrid approach to natural orifice surgery. Gastrointest Endosc. 2007; 66: 1243-245.

8. Marescaux J, Dallemagne B, Perretta S, *et al.* Surgery without scars: report of transluminal cholecystectomy in a human being. Arch Surg. 2007; 142: 823-26.

9. Dolz C, Noguera JF, Martín A, *et al.* Colecistectomía transvaginal (NOTES) combinada con minilaparoscopia.

10. Navarra G, Pozza E, Occhionorelli S, *et al.* One-wound laparoscopic cholecystectomy. Br J Surg. 1997; 84: 695.

11. Esposito C. One-trocar appendectomy in pediatric surgery. Surg Endosc. 1998; 12: 177-78.

12. Cuesta MA, Berends F, Veenhof AA. The "invisible cholecystectomy": a transumbilical laparoscopic operation without a scar. Surg Endosc. 2008; 22: 1211-213.

13. Chow A, Purkayastha S, Paraskeva P. Appendectomy and cholecystectomy using single-incision laparoscopic surgery (SILS): the first UK experience. Surg Innov. 2009; 16: 211.

14. Cugat Andorrá E, García-Domingo MI, Herrero Fonollosa E, *et al.* Colecistectomía laparoscópica a través de una mínima incisión única. Cir Esp. 2009; 85: 315-17.

15. Vidal O, Valentini M, Espert JJ, *et al.* Laparoendoscopic single-site cholecystectomy: a safe and reproducible alternative. J Laparoendosc Adv Surg Tech A. 2009; 19: 599-602.

16. Targarona EM, Pallares JL, Balagué C, *et al.* Single incision approach for splenic diseases: a

preliminary report on a series of 8 cases. Surg Endosc. 2010; 24: 2236-240.

17. Morales-Conde S, García Moreno J, Cañete Gómez J, *et al.* Hemicolectomía derecha por cáncer de colon por vía laparoscópica con puerto único. Cir Esp. 2010; 88: 129-31.

18. Moreno Sanz C, Noguera Aguilar JF, Herrero Bogajo ML, *et al.* Cirugía laparoscópica a través de incisión única. Cir Esp. 2010; 88: 12-7.

Capítulo 2

Cirugía laparoscópica a través de incisión única. Concepto, nomenclatura, nivel de implantación, limitaciones y expectativas de futuro

C. Moreno Sanz, M.L. Herrero Bogajo,
A. Morandeira Rivas

Sinopsis

La innovación resultante de la investigación en Notes *(natural orifice transluminal endoscopic surgery)* ha permitido dibujar la línea que rige el desarrollo de la cirugía actual, que se basa en el concepto de la reducción de accesos, y ha surgido una serie de «tecnologías puente» que permiten desarrollar la cirugía mínimamente invasiva con los estándares de eficacia y seguridad exigibles. En este escenario aparece la cirugía a través de incisión única como el concepto más atractivo del momento. En este capítulo se revisan sus aspectos básicos, con especial atención a sus limitaciones y a sus expectativas de futuro.

1   Concepto

La expansión, durante los últimos años, de nuevas tecnologías y técnicas en cirugía mínimamente invasiva, tiene

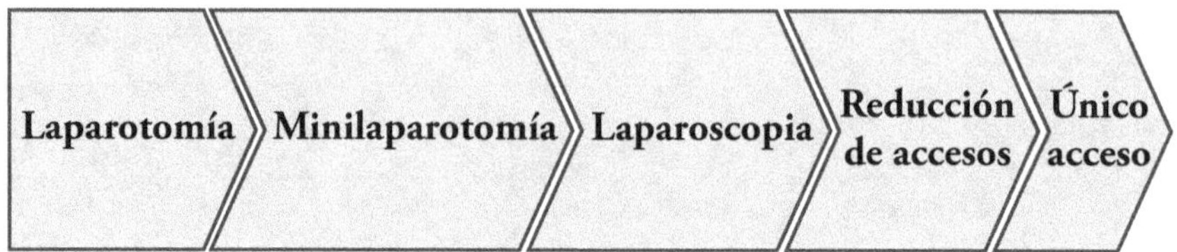

*Figura 1. Línea de desarrollo de la cirugía
mínimamente invasiva.*

como objetivo fundamental conseguir uno de los principales ideales de la cirugía actual: la cirugía sin cicatrices visibles. La cirugía sin o con mínimo traumatismo de la pared abdominal llevaría al extremo, al menos en teoría, todas las ventajas de la cirugía mínimamente invasiva. En este marco, la cirugía a través de orificios naturales (NOTES, *natural orifice transluminal endoscopic surgery)*, podría considerarse como un paradigma de este desarrollo, pero aunque ha probado su factibilidad y seguridad en ámbitos clínicos, todavía no ha sido posible su completa implantación y desarrollo debido a una respuesta incompleta a los interrogantes planteados.[1] Sin embargo, la innovación resultante de la investigación en NOTES ha permitido delinear el desarrollo de la cirugía actual (véase la figura 1), que se basa en el concepto de la reducción de accesos, habiendo surgido una serie de «tecnologías puente» que permiten este desarrollo con la eficacia y la seguridad exigibles, siendo la cirugía a través de incisión única el concepto más atractivo en este momento.

2   Nomenclatura

El desarrollo de un nuevo concepto en el área de la cirugía mínimamente invasiva ha hecho necesaria una nueva terminología que sintetice el flujo de información al respecto. Inicialmente hubo un importante grado de confusión sobre la nomenclatura utilizada para referirse a este nuevo abordaje, con numerosos términos que hacen referencia a la existencia de una única incisión, la utilización de un solo trocar o la vía de acceso umbilical (véase la tabla 1). En un esfuerzo de normalización de la nomenclatura utilizada para referirse a este tipo de cirugía, el Laparoendoscopic Single-Site Surgery Consortium for Assessment and Research (Lesscar) concluyó que el término *LESS surgery* es el que recoge con más exactitud la filosofía y los aspectos prácticos de este abordaje.[2] Sin embargo, también es importante tener en cuenta el poder de la mercadotecnia, que ha conseguido un importante grado de implantación de los términos LESS *(laparoendoscopic single-site surgery)* y SILS *(single incision laparoscopic surgery),* evocadores de dos dispositivos distintos utilizados para este tipo de cirugía. Por último, el término «cirugía laparoscópica a través de incisión única» probablemente sea apropiado para referirnos a este tipo de abordaje en nuestra lengua, reservando el «puerto único multicanal» para los dispositivos de acceso que se utilizan en ella.[1]

En cualquier caso, si bien es importante el esfuerzo de normalización de la nomenclatura por parte de las asociaciones científicas y de los cirujanos interesados en esta área, probablemente sea la comunidad científica la que con el uso adopte de forma natural la terminología más adecuada.

Incisión única	
SILS	Single-incision laparoscopic surgery
LESS	Laparoendoscopic single-site surgery
SSL	Single-site laparoscopy surgery
SAS	Single-access-site laparoscopic surgery
SLIT	Single laparoscopic incision transabdominal surgery
Dispositivo único	
SPA	Single-port access
SLAPP	Single laparoscopic port procedure
SPLS	Single-port laparoscopic surgery
SPL	Single-port laparoscopy
SIML	Single-instrument port laparoscopic surgery
Acceso umbilical	
OPUS	One-port umbilical surgery
TUES	Trans-umbilical endoscopic surgery
TULA	Trans-umbilical laparoscopic assisted surgery
eNOTES	Embryologic NOTES
NOTUS	Natural orifice transumbilical surgery

Tabla 1. Acrónimos para hacer referencia a la cirugía a través de incisión única.

3   Grado de implantación

Los avances tecnológicos en sistemas de imagen, en instrumental y en puertos multicanal, así como la progresiva estandarización de las técnicas quirúrgicas en distintos campos, han permitido demostrar la factibilidad, la seguridad y la eficacia de los procedimientos realizados a través de una única incisión, aunque con grados de implantación muy variables.

En el campo de la cirugía general, los procedimientos pueden agruparse en distintas categorías que se corresponden con diferentes niveles de complejidad. Sin duda alguna, desde que Navarra *et al.*[3] describieran en 1997 la técnica de la colecistectomía a través de una única incisión, este procedimiento es el que ha logrado un mayor desarrollo, con resultados publicados de más de un millar de casos en 34 estudios durante los últimos años, homologables a los obtenidos con la colecistectomía laparoscópica convencional.[4]

Otro procedimiento extendido es la apendicectomía por apendicitis aguda, con más de una veintena de publicaciones que recogen la experiencia en más de mil procedimientos, que muestra una tasa de infección de la herida quirúrgica entre el 0 y el 14 % y una incidencia de absceso intraabdominal del 0 al 7 %.[5]

Finalmente, la utilización de esta vía en otros campos de la cirugía general se circunscribe a las intervenciones sobre órganos sólidos, sobre el colon y cirugía bariátrica. Con respecto a la cirugía del colon, la experiencia es mayor en las resecciones derechas, y en el caso de la cirugía bariátrica, en la implantación de banda ajustable y gastrectomía vertical, con resultados similares a los obtenidos con los abordajes convencionales.[5]

Otras áreas de desarrollo de la cirugía a través de incisión única son la ginecología y la urología, con experiencia en nefrectomía, prostatectomía, pieloplastia, resección de quistes, anexectomía e histerectomía. En general, la experiencia con estos procedimientos es limitada, de manera que, aunque ha quedado demostrada la factibilidad técnica, no es posible demostrar claras ventajas sobre las técnicas convencionales.[5]

A lo largo de esta obra se tratan de manera específica cada una de las áreas citadas, aportando al lector una clara visión de ellas.

4   Limitaciones

El análisis de los factores que pueden contribuir a limitar el desarrollo de la cirugía a través de incisión única puede permitirnos detectar y entender mejor las oportunidades de desarrollo y mejora.

Como ya hemos visto, la juventud de la técnica, la escasez de estudios comparativos y la potencia estadística limitada de los existentes pueden ser factores limitantes para su adopción por la comunidad científica, aunque sin perder de vista que este material ha servido para documentar su factibilidad y eficacia, y monitorizar el nivel de implantación y desarrollo, así como ser el punto de partida de otros estudios.

Un aspecto limitante fundamental es el tecnológico. A pesar del esfuerzo realizado por la industria, los sistemas de visión y de acceso, así como el instrumental, son de calidad muy limitada, y en general son adaptaciones o reediciones de productos ya existentes en el mercado para laparoscopia convencional. La falta de estándares y las necesidades de amortización de las inversiones empresariales dificultan el avance, y es necesario hacer un esfuerzo conjunto en investigación y desarrollo.

Otro aspecto importante son las necesidades de formación específicas, que no están estandarizadas. En general, estas técnicas son similares a las de la cirugía laparoscópica convencional, por lo cual su implantación la realizan grupos con un alto grado de capacitación en cirugía laparoscópica, con el necesario periodo de adaptación. Por ello, aunque algunos autores[5] han demostrado que la curva de aprendizaje de procedimientos como la colecistectomía es corta, parece que los aspectos anteriormente citados pueden verse facilitados por la realización de prácticas en simuladores, modelos experimentales, cursos específicos y, finalmente, un uso clínico razonable, apoyándose en los métodos de asistencia que garanticen la seguridad de la técnica.

Los retos técnicos a los que el cirujano debe hacer frente son múltiples y no acaban con los anteriormente citados. A medida que los procedimientos se van haciendo más complejos, surgen necesidades que superan la utilización de instrumentos articulados, los conflictos de espacio y las maniobras de tracción y disección tisular. La exposición del campo en intervenciones complejas y las técnicas de sutura son, en la actualidad, algunos de los problemas que pueden limitar el establecimiento de estándares.

Desde el punto de vista clínico, las técnicas laparoscópicas a través de incisión única podrían llegar a considerarse como una primera línea de tratamiento en procesos que requieren la extracción de piezas de tamaño medio, siempre que no haya peritonitis. Además, aunque la obesidad podría ser una limitación para este tipo de cirugía, la experiencia en cirugía bariátrica y el poco consenso existente al respecto llevan a que un índice de masa corporal elevado sólo haga poco recomendable esta vía de abordaje en determinados procedimientos, como en el caso de la colecistectomía.

En cuanto al coste, no hay estudios de coste-efectividad que demuestren ventajas o inconvenientes. En general, el coste del dispositivo no debería exceder de forma significativa al coste del mismo procedimiento realizado mediante cirugía laparoscópica convencional. Sin embargo, la literatura disponible tiende a justificar un hipotético incremento en el coste del dispositivo con beneficios secundarios tales como la cosmética, la disminución de la estancia postoperatoria y la incorporación precoz al trabajo.

5   Expectativas de futuro

La consolidación y el grado de desarrollo alcanzado por la cirugía laparoscópica durante los últimos quince años ha permitido su implantación como técnica de elección en el tratamiento de numerosas afecciones. Una vez superado este periodo, la evolución de la cirugía camina de la mano de la cirugía mínimamente invasiva, con un concepto clave que guía este desarrollo, como es la disminución del trauma quirúrgico hasta que sus consecuencias no sean significativas, tanto desde el punto de vista clínico como estético. Actualmente hay dos vías de desarrollo: la cirugía a través de incisión única y la miniaturización del instrumental. Además, existe una tercera vía, la robótica, que aporta soluciones tecnológicas para solventar muchos de los problemas encontrados con la incisión única, tales como los déficits de visión y triangulación. En este marco, la cirugía laparoscópica a través de incisión única parece ganar la carrera, debido a su accesibilidad y a las posibilidades para su implantación, casi inmediata, de manera eficaz y segura. Sin embargo, es muy probable que el escenario actual no sea más que el comienzo de una nueva carrera por la innovación en cirugía, y que, con independencia del grado de implantación y desarrollo que alcancen estas técnicas, siempre quedará un legado beneficioso para la cirugía y nuestros pacientes.

6   Conclusiones

La cirugía sin incisiones visibles y por incisión única es un concepto novedoso del cual se han hecho eco cirujanos, pacientes e industria de instrumental y equipos. Puede considerarse una herramienta de desarrollo de la cirugía mínimamente invasiva, y consolidarse progresivamente como tecnología puente entre la cirugía laparoscópica convencional y las técnicas emergentes más avanzadas.

Bibliografía

1. Moreno Sanz C, Noguera Aguilar JF, Herrero Bogajo ML, *et al.* Single incision laparoscopic surgery. Cir Esp. 2010; 88: 12-7.
2. Gill IS, Advincula AP, Aron M, *et al.* Consensus statement of the consortium for laparo-endoscopic single-site surgery. Surg Endosc. 2010; 24: 762-68.
3. Navarra G, Pozza E, Occhionorelli S, *et al.* One-wound laparoscopic cholecystectomy. Br J Surg. 1997; 84: 695.
4. Antoniou SA, Pointner R, Granderath FA. Single-incision laparoscopic cholecystectomy: a systematic review. Surg Endosc. 2011; 25: 367-77.
5. Ahmed K, Wang TT, Patel VM, *et al.* The role of single-incision laparoscopic surgery in abdominal and pelvic surgery: a systematic review. Surg Endosc. 2011; 25: 378-96.

Capítulo 3

Dispositivos de acceso, equipamiento e instrumental

J.J. OLSINA KISSLER

Sinopsis

La cirugía por incisión única requiere material específico para su realización. En este capítulo se describen los instrumentos disponibles en el mercado y alguna de las próximas novedades. Se detallan los diferentes dispositivos para la cirugía de incisión única, con especial mención al número y tamaño de los trocares. Se comentan las distintas pinzas, rígidas y articuladas, y los instrumentos de sutura que utilizan diferentes autores. A su vez, se detallan los diversos medios de retracción visceral con los nuevos instrumentos y sistemas de imanes.

1 Introducción

La cirugía laparoscópica ha evolucionado en los últimos años de manera exponencial. Los abordajes cada vez son menos invasivos, con el fin de lograr una cirugía sin cicatrices.[1] Se han ideado nuevas vías de acceso, como la Notes *(natural orifice transluminal endoscopic surgery)*, y se han reducido los trocares a su mínima cantidad y tamaño (MISS, *minimal invasive surgical incision)*. La cirugía con reducción de trocares llevada a su máxima expresión sería la cirugía por incisión única y la Notes. Entramos en una era quirúrgica en la cual se adecuará el mínimo número de accesos a la medida de cada paciente y de cada afección. Esta cirugía con una sola incisión requiere nuevos dispositivos e instrumentos que a continuación se describen.

2 Dispositivos de acceso con incisión única

Actualmente se dispone de diversos dispositivos para el acceso por una única incisión, generalmente umbilical, que difieren en su tamaño, composición y número de puertos. La industria ha diseñado instrumentos para tres o cuatro puertos de acceso, y los hay desechables e inventariables.

En los inicios de este tipo de abordaje aparecieron los trocares de perfil bajo, que permiten, mediante diferentes incisiones transfasciales juntas, realizar una cirugía transumbilical.[2] Los *Dexide*® (Covidien, Norwalk, CT, EEUU) y los *Hunt*® (Apple Medical Corp., Malborough, MA, EEUU) son los de perfil más bajo del mercado.

Los dispositivos de un solo uso están fabricados de gel, goma o plástico. Suelen ser multicanal y permiten la entrada de tres a cinco instrumentos.[3,4] A su vez, tienen un canal para la entrada de CO_2. Para su colocación, todos requieren una incisión de 1,2 a 6 cm.[5-7]

El dispositivo *SILS®* de Covidien es de espuma y se expande una vez introducido en la pared, y al ser multicanal permite la introducción de pinzas de 5 a 15 mm de diámetro. El trocar *SSL®* de Ethicon está compuesto por un

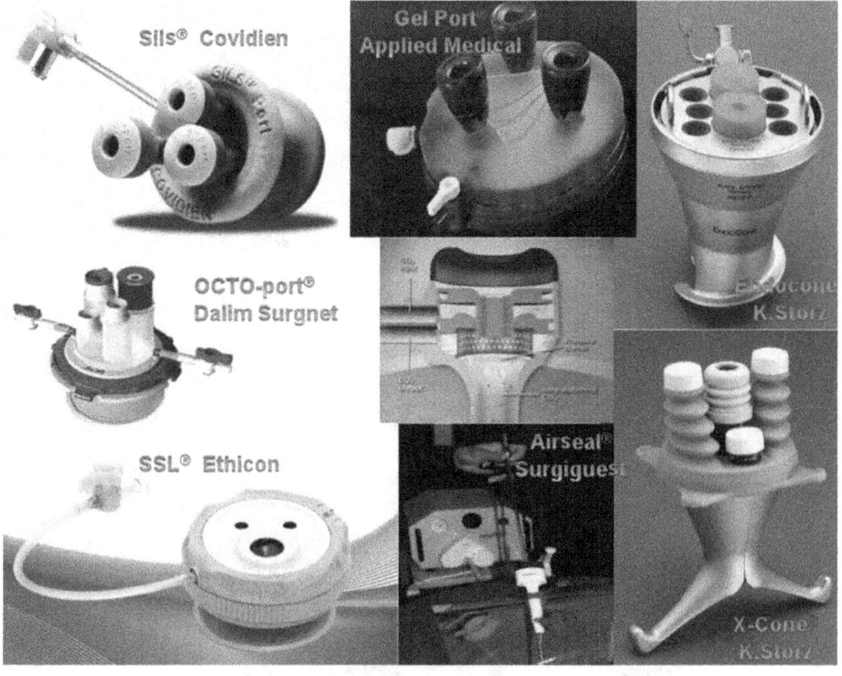

Figura 1. Dispositivos de acceso (Covidien, Ethicon, DalimSurgnet, Surgiguest, K. Storz).

retractor de pared y una parte rígida rotatoria para introducir las pinzas. El *OCTO-port*® (DalimSurgnet, Corea del Sur) también tiene un sistema de retracción de la pared y diferentes cabezales multipuerto. Olympus comercializa dos trocares *(Triport+*® y *Quadport+*®*)* que tienen un sistema de retracción de la pared y permiten la introducción de tres a cinco instrumentos entre 5 y 15 mm.

Otro tipo de dispositivo es *AirSeal*® (Surgiguest, Orange, CT, EEUU), compuesto por un retractor de pared sin válvula física que permite introducir las pinzas gracias a un

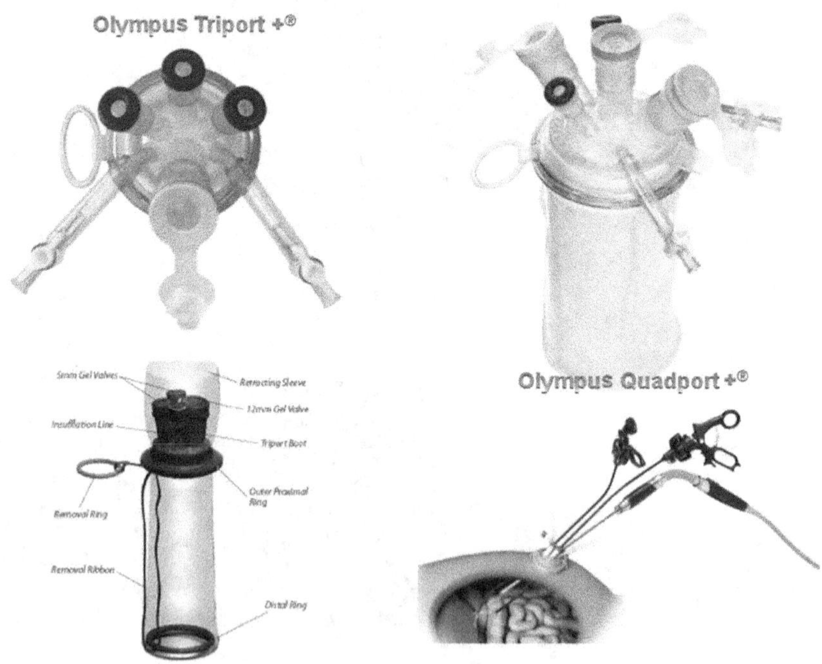

Figura 2. Dispositivos de acceso (Olympus).

sistema de inyección de presión positiva que compensa el neumoperitoneo.

Existe una adaptación del *GelPort®* (AppliedMedical, CA, EEUU), que se utiliza habitualmente para la cirugía asistida con la mano, que permite colocar entre uno y cuatro trocares en el gel para la cirugía de incisión única. Está indicado en la extracción de grandes piezas.

Entre los trocares multicanal inventariables, la empresa K. Storz (Tuttlingen, Germany) fabrica dos: *X-Cone®*, rígido y con tres puertos de trabajo, y *CuschieriEndocone®*, con múltiples canales.

3　Endoscopios, cable de luz fría y cámaras

Los laparoscopios convencionales rígidos de 5 mm de diámetro y 30° son los más utilizados. Requieren ser de alta calidad para proporcionar una buena definición. Las ópticas extralargas permiten no interaccionar con las pinzas. Olympus y Storz comercializan material largo para la cirugía por puerto único. La salida del cable de luz conviene que sea en paralelo a la óptica, bien mediante un acoplador de 90° o mejor con una cámara con cable integrado. La alta definición es de elección para esta cirugía, ya que las ópticas de 5 mm tienen menor campo de visión y peor iluminación.

3.1 *Endoscopios articulados*

La dificultad de acceso y la visualización en paralelo hacen que los endoscopios con movilidad en su extremo y con el chip distal tengan ventajas con las ópticas rígidas. La empresa Olympus dispone de *Endo-Eye®* para este cometido, con 5-10 mm de diámetro con CCD *(charge-coupled device)* final, luz y cámara integrada.

3.2 *Endoscopios flexibles*

La vía umbilical ha posibilitado que diversos grupos que practicaban Notes transvaginal realicen cirugía de incisión única con endoscopios flexibles. La mayoría de los autores utilizan gastroscopios de dos canales, ayudados para la retracción por un trocar accesorio en diferentes posiciones.[8]

3.3 *Cámaras*

Recientes investigaciones han intentado utilizar el dispositivo para incisión única sólo para el paso de las pinzas, extrayendo de él la cámara y la óptica. Se están probando cámaras de 45º que se mueven por la pared abdominal gracias a imanes exteriores.[9,10] También se han diseñado fuentes de luz flexibles con leds que se adhieren imantados a la pared abdominal, lo que permite reducir el tamaño de las cámaras y mantener un óptimo grado de iluminación abdominal. La tecnología «sin cables» los evita en este tipo de cámaras y las hace mucho más manejables. Estas cámaras imitan la tecnología del ojo de halcón en el tenis. Las últimas tecnologías todavía presentan problemas, como limpiar la óptica, que si se ensucia o empaña obliga a retirar todo el dispositivo, y además han de tener zum y una calidad de imagen igual a la de las ópticas convencionales.

La tecnología 3D ayudaría en la cirugía de incisión única, pero obliga a una doble óptica y aumenta su diámetro.

4 Instrumentos

Al igual que en la Notes, para trabajar con seguridad se requiere triangulación, y se añade el conflicto entre las manos que manejan el instrumental y la cámara. Se han diseñado numerosos instrumentos para solucionar estos problemas, pero todavía no llegan a la excelencia.

4.1 Instrumentos rectos convencionales

Trabajar con instrumentos rectos rígidos obliga a hacerlo en paralelo, sin obtener triangulación y perdiendo visión, capacidad de disección y seguridad. La combinación de una pinza articulada y otra recta en cada acceso del dispositivo permite acercarse a la cirugía laparoscópica convencional para los cirujanos diestros. El uso del ombligo como entrada implica que en los pacientes altos o en intervenciones cercanas al diafragma o a la pelvis los instrumentos resulten cortos.

4.2   *Instrumentos rígidos curvados*

Se han diseñado pinzas rígidas con diferentes curvas para mejorar la triangulación y el conflicto de manos. La curva

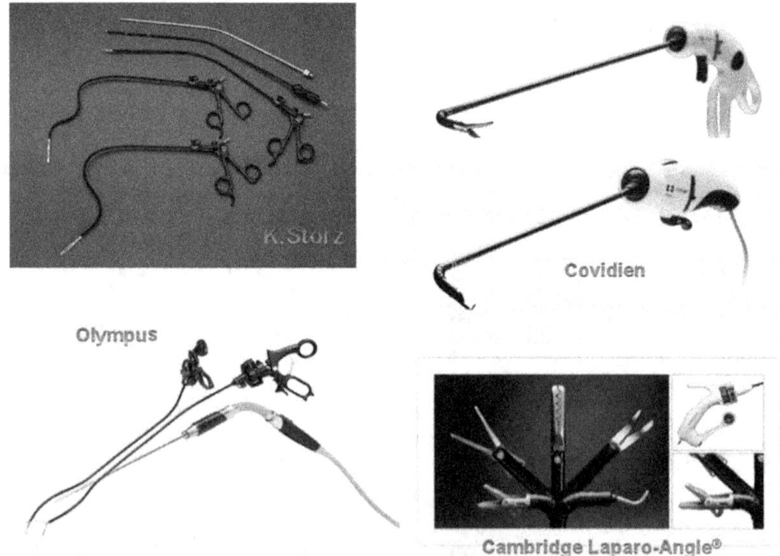

Figura 3.   Instrumentos articulados y curvos.

Dispositivos	Número canales	Tamaño incisión (mm)	Diámetro canales (mm)	Desechable
Triport +® (Olympus)	3-4	15-25	5-15	Sí
Quadport +® (Olympus)	4-5	20-60	5-15	Sí
SILS® (Covidien)	3	15-20	5-15	Sí
SSL® (Ethicon)	3	15-35	5-15	Sí
Gelpoint® (Applied Medical)	4	15-70	5-15	Sí
X- Cone® (K. Storz)	3	15-20	5-10	Sí
Endocone® (K. Storz)	8	20-40	5-12	No

Tabla 1. Tipos de dispositivos de incisión única.

fija permite un trabajo excelente a la distancia prevista por el diseño, pero lo dificulta por encima o debajo de esa medida. El uso combinado de una pinza curva y otra recta es frecuente en esta cirugía. La combinación de diferentes curvas en cada mano facilita el descruce y la triangulación. Olympus ofrece varios diseños de pinzas curvas y rotables de 5 mm. K. Storz también ha diseñado pinzas curvas reutilizables.

4.3   Instrumentos articulados

La industria del instrumental desechable ha diseñado diferentes tipos de pinzas articuladas cuyo fin es conseguir la máxima triangulación, tracción y seguridad en la disección. Las primeras que se usaron eran pinzas articuladas en su extremo, inventadas para la cirugía del hiato esofágico hace veinte años por Autosuture. La casa Covidien ha lanzado al mercado pinzas articuladas, gancho, tijeras, pinzas de agarre y disectores con la más alta capacidad de movimiento en los 360° del espacio. En general, requieren aprendizaje por su infinidad de posiciones. También otras empresas han lanzado pinzas al mercado, como *Real-Hand*® de Novare Surgical Systems, *Autonomy LaparoAngle*® de Cambridge Endo, etc. Habitualmente, estas pinzas requieren un periodo de adaptación para su manejo. Su uso obliga al cruce de los instrumentos, siendo ideal para cirujanos zurdos.

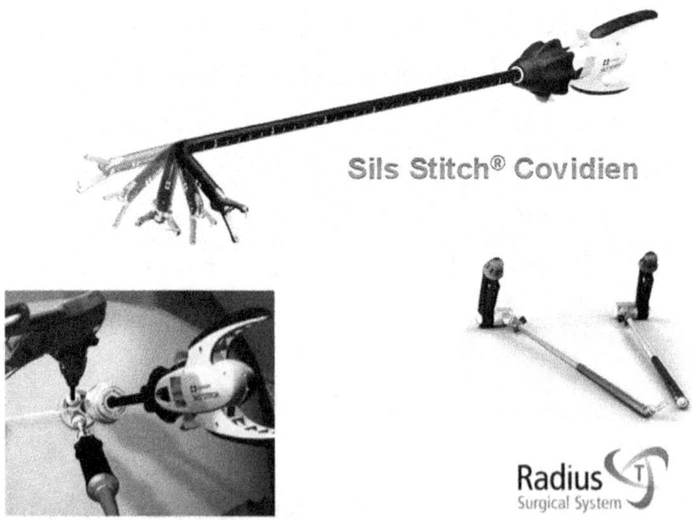

Figura 4. Instrumentos de sutura.

4.4   Endoscopios flexibles

Algunos cirujanos que realizan NOTES híbrida[11] han adoptado la incisión única como acceso para los endoscopios flexibles en su cirugía habitual. En estos casos, el endoscopio flexible convencional puede usarse para visión y disección por los canales de trabajo, o ayudarse con pinzas accesorias para la disección.

4.5   Instrumentos de sutura

El trabajo por puertos paralelos hace muy difícil la realización de nudos, y la falta de triangulación reduce la visión y la capacidad de movilización.[12] En la actualidad han resurgido instrumentos que el mercado había inventado para facilitar las suturas, como el *Endostitch*®. Covidien ha diseñado un nuevo *SILS-stitch*® articulado que permite suturar con más facilidad y con triangulación. Este tipo de suturas se está aplicando en cirugía de colon[13] y de hiato[14] por incisión única. También se han diseñado instrumentos para sutura, como el *Radius Surgical System*®, que permiten articular los extremos de las pinzas para anudar. A su vez, se siguen usando las endograpadoras mecánicas para facilitar las anastomosis, que pueden introducirse por los dispositivos de incisión única.

4.6   Instrumentos de hemostasia y corte

La cirugía por incisión única utiliza todos los instrumentos de hemostasia del mercado, facilita la hemostasia de vasos y evita la colocación de clips. Estos instrumentos suelen ser de 5 mm de diámetro y no articulados *(Sonosurgx®* de Olympus, *Harmónico®* de Ethicon Endosurgery y *LigaSure®* de Valleylab). Las «clipadoras» actualmente disponibles son rígidas y no articuladas.

5   Instrumentos para la retracción visceral

La retracción de las vísceras es uno de los puntos débiles de la cirugía por incisión única. La buena visualización es sinónimo de seguridad. Desde sus inicios se han inventado técnicas para la retracción del hígado en la colecistectomía, como los puntos de sutura transparietales, la ayuda con una aguja de Veress, drenajes de Penrose y pinzas de agarre accesorias colocadas transumbilicales por fuera del dispositivo de incisión única. Estos mecanismos se han ido abandonando con la llegada de los nuevos trocares de cuatro puertos de acceso, como *Triport+®* o *Quadport+®* de Olympus.

Existen trocares en el mercado de 2,3 mm de diámetro que incorporan una pinza de tracción y apenas dejan

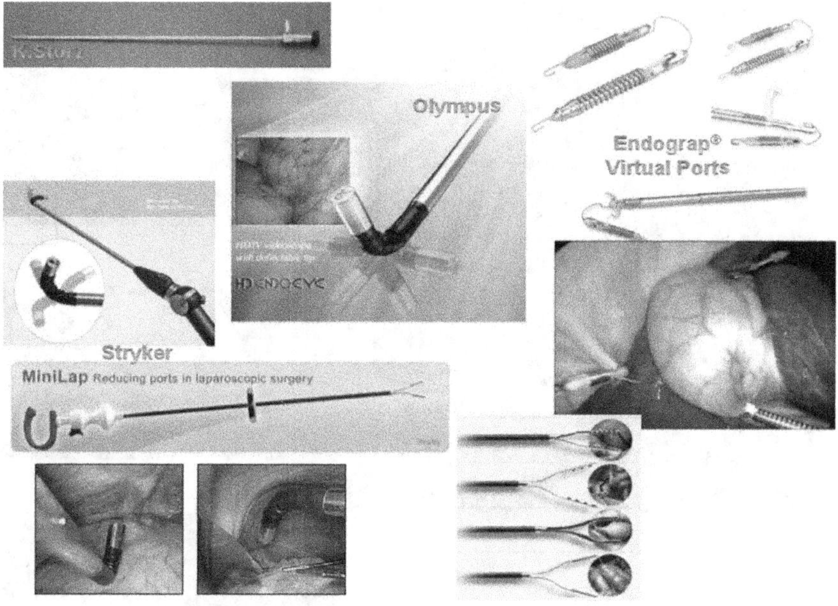

Figura 5. Instrumentos de retracción y ópticas.

señal en la piel *(Minilap®grasper* de Stryker, San José, CA, EEUU), que son muy útiles para la retracción compleja.

Endograb® (Virtual Ports, Israel) se ha diseñado para pinzar una víscera y anclarla en el peritoneo abdominal. Puede modificarse la tracción las veces necesarias y colocar varios *Endograb®* simultáneamente. El instrumento se introduce por un trocar de 5 mm con una pinza diseñada para su colocación.

Otros medios de tracción visceral son los imanes *(Iman-Lap®),* que permiten la movilización de vísceras como el hígado, el estómago o el colon con bastante eficacia, tal

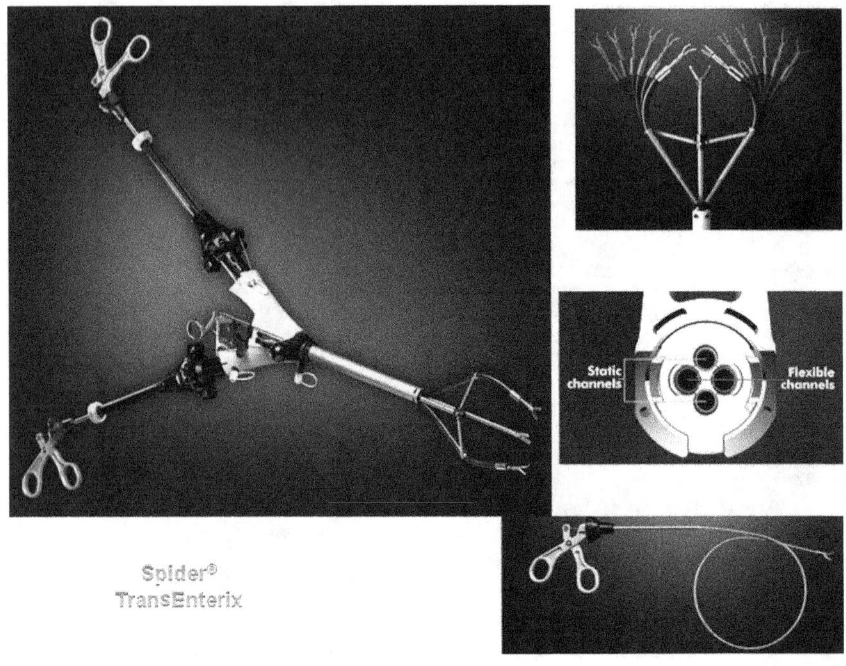

Figura 6. Spider®.

como han demostrado Domínguez *et al.*[15] Este tipo de tracción sin cicatrices también puede utilizarse en la NOTES.

6   Nuevos instrumentos

Spider® (TransEnterix, NC, EEUU) es un nuevo instrumento de 18 mm de diámetro que incorpora un trocar con cuatro puertos, dos pinzas flexibles para la triangulación y dos accesos rígidos para una óptica de 5 mm y otra pinza rígida de retracción. Los mangos de las pinzas son articulados en el exterior, lo que evita el conflicto de espacio con las manos. Permite insuflar y extraer aire. Es un nuevo concepto de «todo en uno» que puede ser muy interesante en un futuro inmediato.[16]

La robótica puede solucionar los problemas de triangulación, de retracción, de conflicto de espacio con los mangos y del acercamiento de la imagen. Es posible que los actuales robots hagan la cirugía de incisión única más cómoda, con mejor visión por zum, con mayor triangulación y visión en 3D; en definitiva, más segura, pero a un alto coste.

Conflicto de intereses

El autor declara no tener conflicto de intereses. Todas las figuras han sido descargadas de las webs públicas de las diferentes empresas.

Bibliografía

1. Gill IS, Advincula AP, Aron M, *et al.* Consensus statement of the consortium for laparoendoscopic single-site surgery. Surg Endosc. 2010; 24: 762-68.

2. Podolsky ER, Curcillo PG. Single port access (SPA) surgery - a 24-month experience. J Gastrointest Surg. 2010; 14: 759-67.

3. Ponsky TA. Single port laparoscopic cholecystectomy in adults and children: tools and tech-

niques. J Am Coll Surg. 2009; 209: E1-6.

4. Sánchez de Badajoz E, Garrido AJ, García Vacas F. ASM. Multi-intstrument carrier: a new concept in laparoscopy. Arch Esp Urol. 2008; 61: 667-72.

5. Moreno Sanz C, Noguera Aguilar JF, Herrero Bogajo ML, *et al.* Single incision laparoscopic surgery. Cir Esp. 2010; 88: 12-7.

6. Dhumane PW, Diana M, Leroy J, *et al.* Minimally invasive single-site surgery for the digestive system: a technological review. J Min Access Surg. 2011; 7: 40-51.

7. MacDonald ER, Brownlee E, Ahmed I. New tools for a new job - single port laparoscopic surgery equipment medical. Equipment Insights. 2009; 2: 1-7.

8. Olsina Kissler JJ, Balsells Valls J, Dot Bach J, *et al.* Cirugía endoscópica transluminal (NOTES): resultados experimentales iniciales. Cir Esp. 2009; 85: 298-306.

9. Swain P, Austin R, Bally K, *et al.* Development and testing of a tethered, independent camera for NOTES and single-site laparoscopic procedures. Surg Endosc. 2010; 24: 2013-21.

10. Fakhry M, Gallagher B, Bello F, *et al.* Visual exposure using single-handed magnet driven intra-abdominal wireless camera in minimal access surgery is better than 300 endoscope. SurgEndosc. 2009; 23: 539-43.

11. Noguera Aguilar JF, Moreno Sanz C, Cuadrado García A, *et al.* NOTES. Historia y situación actual de la cirugía endoscópica por orificios naturales en nuestro país. Cir Esp. 2010; 88: 222-27.

12. Tuncel A, Lucas S, Bensalah K, *et al.* A randomized comparison of conventional vs articulating laparoscopic needle-drivers for performing standardized suturing tasks by laparoscopy-naïve subjects. BJU Int. 2008; 101: 727-30.

13. Morales-Conde S, Moreno JG, Gómez JN, *et al.* Total intra-corporeal anastomosis during single-port laparoscopic right hemicolectomy for carcinoma of colon: a new step forward. Surg Innov. 2010; 17: 226-28.

14. Hamzaoglu I, Karahasanoglu T, Aytac E, *et al.* Transumbilical totally laparoscopic single-port Nissen fundoplication: a new method of liver retraction: the Istanbul technique. J Gastrointest Surg. 2010; 14: 1035-39.

15. Domínguez G, Rosa LD, Danguise E, *et al.* Retraction and

triangulation with neodymiun magnetic forceps for single-port laparoscopic cholecystectomy. Surg Endosc. 2009; 23: 1660-666.

16. Pryor AD, Tushar JR, DiBernardo LR. Single-port cholecystectomy with the Trans Enterix SPIDER: simple and safe. Surg Endosc. 2010; 24: 917-23.

Capítulo 4

Colecistectomía laparoscópica a través de incisión única

O. Vidal Pérez

Sinopsis

La cirugía laparoscópica a través de incisión única es un área de innovación en el campo de la cirugía abdominal, en la que ha alcanzado un importante nivel de desarrollo en técnicas como la colecistectomía.

El desarrollo de la técnica de colecistectomía laparoscópica a través de incisión única ha permitido su estandarización y, en consecuencia, un significativo grado de implantación.

En el presente capítulo se revisan diversas cuestiones relacionadas con esta técnica, prestando una especial atención a los aspectos prácticos.

1 Introducción

La colecistectomía laparoscópica utilizando tres o más trocares es la técnica de elección para el tratamiento de la colelitiasis sintomática. Desde que Phillipe Mouret realizara en 1987 la primera colecistectomía laparoscópica y marcara el inicio de la cirugía mínimamente invasiva, la técnica ha sufrido diversas modificaciones que han representado una progresiva disminución en el tamaño y el número de las puertas de entrada a la cavidad peritoneal, con lo cual se reduce la agresión quirúrgica.

Nuestro grupo, al igual que otros, ha desarrollado una técnica laparoscópica para la colecistectomía a través de una única incisión cutánea umbilical.[1-5] Esto supone la introducción de un dispositivo con tres canales de trabajo. Los instrumentos y la óptica vienen introducidos en paralelo, y por ello la posibilidad de movimiento es menor y pueden cruzarse las pinzas y la cámara, aumentando la dificultad de la disección quirúrgica respecto de una cirugía laparoscópica convencional. Si fuera necesario, el cirujano puede convertir la técnica en un procedimiento laparoscópico clásico, añadiendo otros trocares y conservando los estándares de seguridad de la intervención.

La perfecta coordinación entre el cirujano y el ayudante de cámara, así como el frecuente cambio de posición de los instrumentos en los tres puertos, es esencial para optimizar la utilización de las pinzas y evitar el choque entre los instrumentos y la óptica. Por lo tanto, es imprescindible una gran experiencia en cirugía laparoscópica para introducir esta nueva técnica con seguridad sin añadir complicaciones.

2   Criterios de selección de los pacientes

Los criterios de inclusión serán los mismos que para la realización de una intervención laparoscópica convencional, teniendo especial cuidado con algunas contraindicaciones relativas, como la obesidad importante, la cirugía abdominal supramesocólica previa y los antecedentes de patología inflamatoria.

3   Intervención quirúrgica

3.1   Material necesario

Las especificaciones con respecto al material se exponen en el capítulo 3. Nuestro equipo realiza la intervención quirúrgica con un dispositivo multipuerto con introducción de tres trocares de 5 mm. La óptica que utilizamos es recta, de 5 mm y 30º. El material incluye pinzas articuladas de 5 mm y otro instrumento recto (véase la figura 1).

3.2   Posición del paciente y del equipo quirúrgico

El paciente se coloca en posición de litotomía modificada y con los brazos cerrados, o en decúbito supino con las piernas juntas. La torre con el equipo laparoscópico se sitúa en la cabecera de la mesa operatoria y a la derecha del paciente. La enfermera instrumentista se coloca a la derecha del paciente. La mesa operatoria se coloca en posición de anti-Trendelenburg y rotada hacia la izquierda para que quede expuesta la zona hepática. El cirujano se sitúa a la izquierda del paciente con el ayudante a su izquierda, o a la izquierda del paciente con el ayudante entre las piernas del enfermo (posición preferida por nuestro grupo).

3.3 Vías de abordaje

La incisión debería hacerse preferiblemente a través del ombligo.[4-7] La localización de la incisión a nivel umbilical proporciona un mejor resultado estético.

3.3.1 Transumbilical

Se comienza con la eversión del ombligo, realizando una incisión cutánea de 2 a 3 cm de longitud, según las diferentes series publicadas.[1-7] Puede hacerse en sentido vertical o transversal, profundizando hasta la línea alba, para inmediatamente poder abrir el peritoneo bajo visión directa. No hay suficiente evidencia científica que permita afirmar cuál

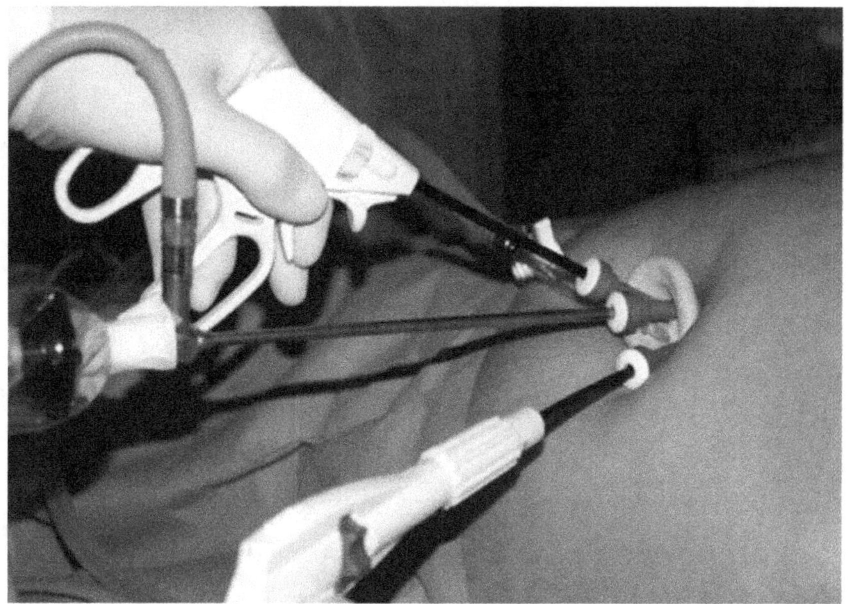

Figura 1. Posición del instrumental y del trocar.

es la incisión idónea. Nuestro grupo realiza siempre la incisión vertical por la facilidad que supondría su ampliación en caso de necesitar una conversión a cirugía abierta.

3.3.2 Periumbilical

La incisión cutánea se realiza rodeando el límite circunferencial del ombligo, de unos 2-3 cm de longitud, en cualquiera de sus cuadrantes. En caso de optar por la colocación de trocares individuales en vez de un dispositivo multipuerto, éstos deberían insertarse en la línea alba para evitar la penetración y la lesión musculares.

3.4   Técnica quirúrgica

3.4.1   Exposición del campo quirúrgico

3.4.1.1   Disección del pedículo vesicular

Como primer gesto terapéutico se practica la suspensión de la vesícula biliar traccionando con una pinza articulada o acodada de la bolsa de Hartmann, para lograr una correcta exposición del triángulo de Calot y comenzar la disección peritoneal utilizando un electrocauterio, preferiblemente recto. En ocasiones puede necesitarse el apoyo de una tracción adicional con el fin de mejorar la exposición de los elementos císticos.

- *Mecanismos de tracción adicional*
  Cuando resulta necesaria la tracción de la vesícula o la retracción hepática, podemos utilizar con solvencia una serie de maniobras que, si bien no están validadas por ningún estudio, contribuyen a mejorar la exposición del campo operatorio sin vulnerar los principios de la cirugía laparoscópica a través de incisión única.

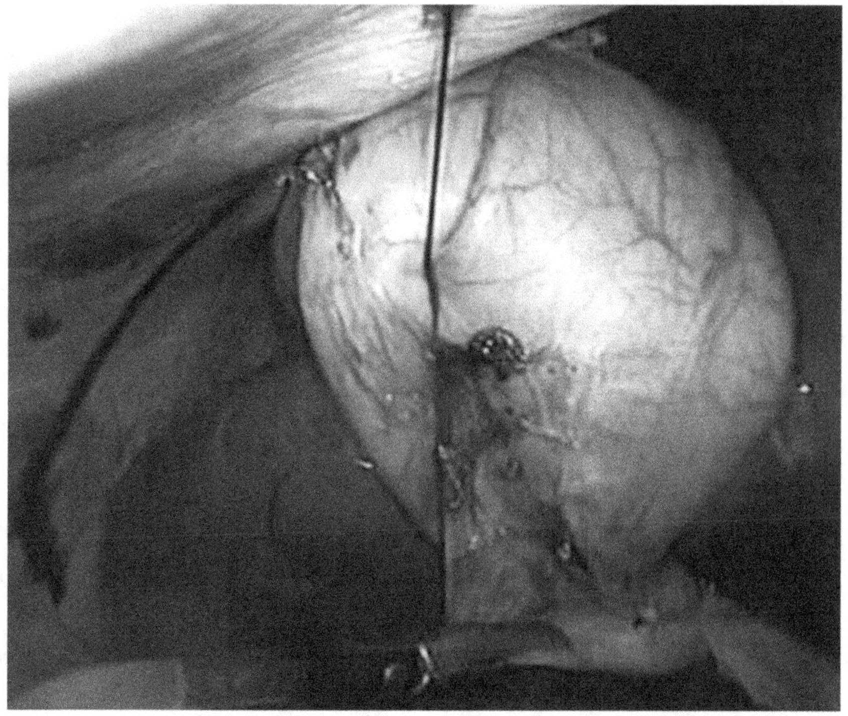

Figura 2. Suspensión de la vesícula biliar mediante la colocación de una sutura transabdominal.

- *Suturas transparietales*

  La suspensión de la vesícula biliar puede realizarse colocando una sutura transabdominal en el fundus o cuerpo vesicular. Esta maniobra se realiza mediante punción de la pared abdominal a nivel del epigastrio-hipocondrio derecho con una sutura de seda 2/0 de aguja recta que, una vez introducida en la cavidad peritoneal, atraviesa la vesícula para volver a exteriorizarse a pocos centímetros de la punción inicial. Con la ayuda de una pinza acercamos la vesícula a la pared anterior del abdomen a la vez que traccionamos desde el exterior (véase la figura 2). Esta maniobra permite estabilizar la vesícula y realizar una tracción de diferente intensidad, manteniendo libres los dos canales de trabajo.[8] La punción vesicular tiene el inconveniente de que puede hacer que se extravase bilis, lo que se evita colocando un clip.

- *Agujas, miniinstrumentos y trocares adicionales*
  Otra técnica de asistencia es la punción con una aguja de Veress o Kitchner en la región epigástrica para utilizarla como separador hepático.[9] Por último, es posible utilizar una pinza de 2-3 mm introducida directamente o mediante un trocar en el hipocondrio derecho, o un trocar convencional.

- *Clipado y sección de estructuras*
  Una vez esqueletizadas las estructuras se procede a la sección, entre clips, de la arteria y el conducto cístico con la endoclipadora de 5 o 10 mm. La dirección de la tracción sobre el infundíbulo vesicular es fundamental para evitar posibles lesiones de la vía biliar o de la arteria hepática derecha. Es importante señalar que creemos necesario tratar cada estructura separadamente y

realizar en todo momento la tracción necesaria, para mantener tanto la arteria como el conducto cístico con un ángulo de 90º con respecto al hilio hepático (véase la figura 3).

- *Colecistectomía y extracción de la vesícula*
  La separación de la vesícula del lecho hepático se realiza mediante electrocauterio. La vesícula se extrae utilizando una endobolsa para evitar la contaminación peritoneal y de la pared abdominal. Es, por tanto, una

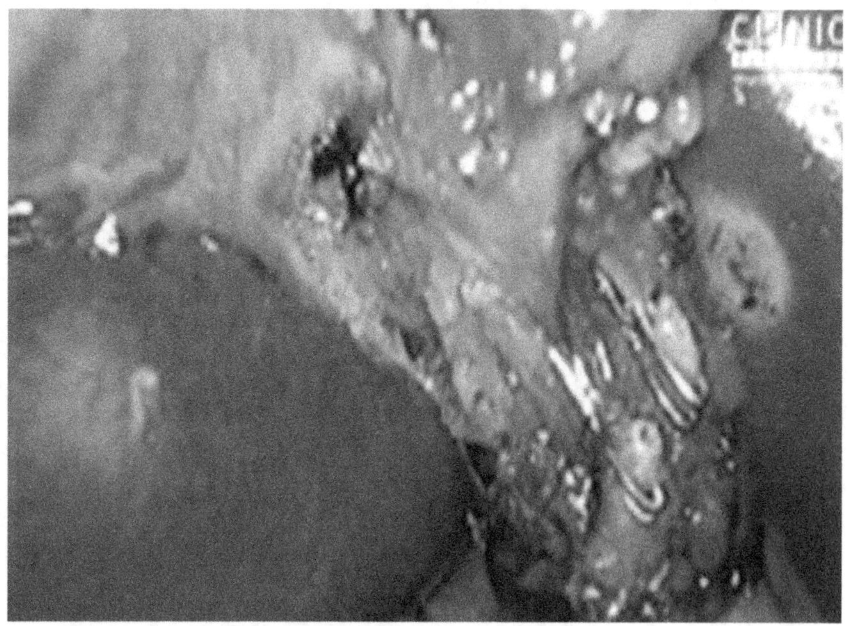

Figura 3. Clipado y sección de estructuras del triángulo de Calot en ángulo de 90º.

serie de maniobras y gestos que no difieren de los de la técnica convencional.

- *Colocación de drenajes*

  En caso de ser necesario un drenaje subhepático, es posible su exteriorización a través de la incisión umbilical.[10] Nuestra opinión es que la exteriorización a través de la misma incisión puede producir más complicaciones de la herida. Por tanto, según nuestra experiencia, recomendamos utilizar una incisión accesoria para exteriorizar el drenaje o, si durante el acto operatorio se prevén dificultades, instalar un trocar de asistencia que facilitará la disección y permitirá exteriorizar el drenaje.

3.5   *Cierre de la pared abdominal*

Tanto si se ha realizado la técnica con tres incisiones en la fascia como con una sola, el cierre consiste en unir los orificios cortando los puentes aponeuróticos o con cierre simple suturando el tejido con puntos sueltos bajo visión directa, lo cual disminuye el riesgo de hemorragia por los trocares y minimiza la posibilidad de eventraciones. En caso de ampliación de la incisión o de dificultad para realizar un cierre óptimo, es posible utilizar una prótesis de refuerzo como profilaxis de la hernia incisional.

4　Colecistectomía ambulatoria

Es importante señalar que la selección de los pacientes para cirugía a través de incisión única y sus buenos resultados hacen que estos casos sean fácilmente gestionados en programas de cirugía mayor ambulatoria y de corta estancia.[2,4-11]

5　Conclusiones

La colecistectomía laparoscópica con incisión única es una alternativa al abordaje laparoscópico convencional. La estandarización de la técnica facilita su implantación con la seguridad y la eficacia exigibles en este tipo de cirugía.

Bibliografía

1. Cugat E, García-Domingo MI, Fonollosa EH, *et al.* Colecistectomía laparoscópica a través de una mínima incisión única. Cir Esp. 2009; 85: 315-17.
2. Vidal O, Valentini M, Espert JJ, *et al.* Laparoendoscopic single-site cholecystectomy: a safe and reproducible alternative. J Laparoendosc Adv Surg Tech A. 2009; 19: 599-602.
3. Moreno Sanz C, Noguera Aguilar JF, Herrero Bogajo ML, *et al.* Cirugía laparoscópica a través de incisión única. Cir Esp. 2010; 88: 12-7.
4. Podolsky ER, Curcillo PG 2nd. Reduced-port surgery: preservation of the critical view in single-port-access cholecystectomy. Surg Endosc. 2010; 24: 3038-43.

5. Curcillo PG 2nd, Wu AS, Podolsky ER, *et al.* Single-port-access (SPA) cholecystectomy: a multi-institutional report of the first 297 cases. Surg Endosc. 2010; 24: 1854-860.

6. Vidal O, Valentini M, Ginestà C, *et al.* Apendicectomía laparoscópica urgente con una sola incision umbilical (SILS): experiencia inicial. Cir Esp. 2009; 85: 317-19.

7. Vidal O, Valentini M, Ginestà C, *et al.* Laparoendoscopic single-site surgery appendectomy. Surg Endosc. 2010; 24: 686-91.

8. Tacchino R, Greco F, Matera D. Single-incision laparoscopic cholecystectomy: surgery without a visible scar. Surg Endosc. 2009; 23: 896-99.

9. Cuesta M, Berends F, Veenhof A. The "invisible cholecystectomy": a transumbilical laparoscopic operation without a scar. Surg Endosc. 2007; 22: 1211-213.

10. Kaouk JH, Haber GP, Goel RK, *et al.* Single-port laparoscopic surgery in urology: initial experience. Urology 2008; 71: 3-6.

11. Martín Fernández J, Jara Sánchez A, Manzanares Campillo MC, *et al.* Colecistectomía laparoscópica de puerto único en un programa de CMA. Cir Esp. 2010; 88: 328-31.

Capítulo 5

Cirugía del colon a través de incisión única

S. Morales-Conde, A. Barranco Moreno,
M. Socas Macías

Sinopsis

La cirugía laparoscópica del colon sigue evolucionando en busca de una menor invasividad para conseguir mejorar sus resultados en cuanto a disminución del dolor postoperatorio y mejora de la recuperación de los pacientes, manteniendo la morbilidad asociada y los resultados oncológicos. En el presente capítulo se analizan los principios básicos que rigen el desarrollo de este nuevo abordaje en el campo de la cirugía del colon.

1 Introducción

Varias publicaciones demuestran las ventajas del acceso laparoscópico para el abordaje quirúrgico de afecciones tanto neoplásicas como benignas del colon, como menor dolor postoperatorio, menor íleo paralítico y estancia hospitalaria más corta.[1,2] Para intentar minimizar el traumatismo de la pared abdominal, y como consecuencia disminuir el dolor postoperatorio y favorecer la recuperación del paciente, a la vez que conseguir una mejora de los resultados estéticos, surge el concepto de NOTES *(natural orifices transluminal endoscopic surgery),* que aprovecha los orificios naturales para la práctica quirúrgica.

La combinación de la dificultad que supone trabajar a través de endoscopios flexibles y el riesgo añadido de perforar una víscera hacen necesario buscar nuevas alternativas,[3] por lo que se desarrolla el concepto de laparoscopia por puerto único, llevada a cabo a través de una única incisión en la pared abdominal. En este sentido, son ya varios los autores que han publicado series de colecistectomías,[4,5] apendicectomías[6] e intervenciones urológicas[7] con buenos resultados.

Paralelamente, la tecnología avanza diseñando y desarrollando diferentes dispositivos para el acceso a través de incisiones únicas, así como adaptando el instrumental quirúrgico laparoscópico a las necesidades de visión, tracción y triangulación que exige el hecho de trabajar con un rango de movimientos reducido. De esta forma se está favoreciendo la ampliación, la extensión y el desarrollo de nuevos campos de actuación mediante puerto único, permitiendo la aplicación de esta nueva tecnología en procedimientos cada vez más complejos.

Tras haberse dado a conocer inicialmente en la literatura médica la factibilidad de la cirugía del puerto único en el colon derecho por diferentes grupos,[8] se han ampliado las indicaciones a la cirugía del colon izquierdo,[9] al recto[10] e incluso a la colectomía total,[11] lo que va haciendo que la cirugía del colon por puerto único se convierta en una realidad asequible a muchos cirujanos.

2 Claves para el desarrollo de la cirugía del colon por puerto único

2.1 *La importancia de la incisión y la reducción del traumatismo en la pared abdominal*

Respecto a las ventajas que puede ofrecer el abordaje por puerto único, además del evidente beneficio cosmético, podría influir en la disminución del dolor postoperatorio y en la morbilidad que supone la introducción de otros trocares en la pared abdominal (eventraciones, sangrado) en comparación con la cirugía laparoscópica convencional,[9,12] pero es necesario acumular más experiencia para poder esclarecer este punto, así como la realización de estudios prospectivos aleatorizados. Lo que parece evidente es que la realización de varias incisiones durante la cirugía laparoscópica convencional multipuerto supone un traumatismo en la pared abdominal que afecta a varias metámeras, lo que podría estar relacionado con un mayor dolor postoperatorio.

Por tanto, la incisión es un factor determinante para incrementar las posibles ventajas de la cirugía por puerto único del colon. Hemos observado que pequeños detalles, tales como la forma y el lugar de la incisión, pueden ser determinantes para mejorar los resultados con este tipo de abordaje. En la actualidad se tiende a realizar una incisión transumbilical, en detrimento de la periumbilical usada inicialmente. El desarrollo metamérico de la inervación de la pared abdominal demuestra su distribución horizontal, lo que nos lleva a pensar que las incisiones verticales estarían asociadas a un mayor dolor postoperatorio, ya que podrían afectar a varias metámeras. Por otro lado, las incisiones periumbilicales podrían afectar a varias ramas de la misma metámera, mientras que una incisión transumbilical, independientemente de ofrecer mejores resultados cosméticos y de permitir incisiones más pequeñas, afectaría a una sola rama de la misma metámera. Así, podemos establecer que, en teoría, la realización de una incisión transversal transumbilical ofrecería mejores resultados cosméticos, incisiones más pequeñas y una potencial disminución del dolor postoperatorio, lo que influiría en la recuperación de los pacientes.

2.2   *Importancia del desarrollo tecnológico*

Hay una serie de problemas no resueltos en relación a la aplicabilidad de la cirugía del puerto único al colon, entre ellos la estandarización de la técnica quirúrgica y el desarrollo tecnológico.

Este abordaje supone la ruptura con algunos conceptos básicos de la práctica de la cirugía mínimamente invasiva y su desarrollo. La visión lineal, la diferente ergonomía, la falta de tracción y la dificultad de triangulación de manera general en el abordaje por puerto único comportan un gran desarrollo tecnológico, como el que estamos viviendo, para poder seguir los principios del abordaje laparoscópico convencional.

Se ha producido un gran avance en relación con cuatro aspectos tecnológicos clave para el desarrollo de la cirugía por puerto único: los sistemas ópticos, el instrumental, los sistemas de tracción y el desarrollo de las endocortadoras. Respecto a los sistemas ópticos, los nuevos sistemas de visión permiten tener ópticas con mangos o puntas flexibles, para evitar el conflicto de instrumentos en el dispositivo y ofrecer una visión lateral del campo quirúrgico, e incluso se están desarrollando ópticas robotizadas. Estos sistemas ópticos no son imprescindibles, pero facilitan este tipo de abordaje.

La estandarización de la técnica quirúrgica nos va a llevar a determinar el sentido del desarrollo del instrumental articulado y curvo, el uso de sistemas de tracción y el tipo de endocortadora. Como se describe en el capítulo 3, se dispone de numerosos instrumentos y nos encontramos en una fase en la cual realmente debemos determinar el instrumental específico necesario para este tipo de cirugía.

3 Indicaciones y contraindicaciones

El desarrollo tecnológico es el mayor factor limitante en la aplicabilidad de la cirugía por puerto único en el colon, pero progresivamente se amplía la aplicabilidad de este abordaje. La posibilidad de trabajar con tres instrumentos y la óptica a través del puerto único facilitan la realización de la cirugía.

Respecto a las características físicas de los pacientes, la obesidad es uno de los factores limitantes más importantes. Ramos-Veladez *et al.*[13] han demostrado que en los pacientes con un índice de masa corporal mayor de 25 se alarga el tiempo quirúrgico de forma significativa. Además, la obesidad es un elemento mucho más determinante en la cirugía del colon izquierdo debido a los apéndices epiploicos. Independientemente de la obesidad, la existencia de una hernia umbilical o una eventración mayor de 4-5 cm, o la presencia de una laparotomía media, también serían consideradas un factor determinante para el desarrollo de esta cirugía.

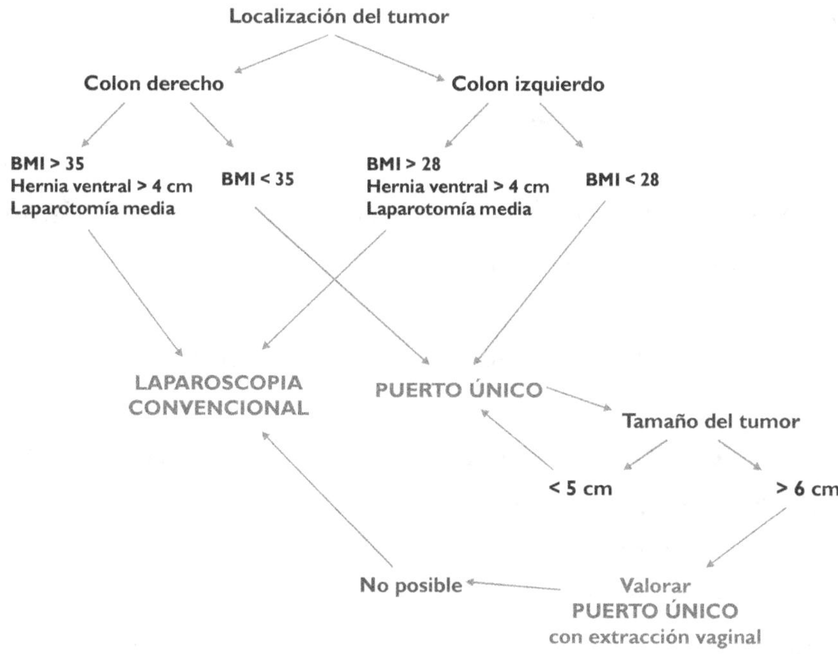

Figura 1. Indicaciones de la cirugía por puerto único en patología del colon.

Desde el punto de vista de las características del tumor que va a ser intervenido, es importante establecer que una de las ventajas de esta cirugía es mantener la incisión transumbilical entre 2 y 5 cm, por lo que aquellos tumores mayores de 6 cm no serían una buena indicación. La extracción vaginal o transrrectal de la pieza permitiría incluir como indicación para puerto único los tumores más voluminosos.[14]

Las indicaciones relativas actuales del abordaje por puerto único de la patología del colon se esquematizan en la figura 1.

4   Técnica quirúrgica

4.1   Maniobras comunes

El procedimiento se lleva a cabo a través de una sola incisión transumbilical de aproximadamente 2,5 cm, a través de la cual se introduce una gasa que ayudará durante la disección del colon. Durante el desarrollo de la intervención se utiliza un dispositivo de puerto único con tres orificios, cuya colocación para trabajar debe ser con un trocar en la parte inferior (óptica de 5 mm de 30°) y dos en la parte superior (véase la figura 2). El trocar superior izquierdo se utiliza para la introducción de una pinza de tracción articulada, el trocar derecho para la introducción de una pinza recta, una fuente de energía, la endocortadora o el sistema de sutura tipo *Endostitch*®, cuando al final de la intervención se sustituya el trocar de 5 mm por uno de 12 mm.

Durante la disección, las grandes diferencias respecto al abordaje laparoscópico son tres:

- La mayor parte del procedimiento se realiza con instrumental de 5 mm, introduciendo el trocar de 12 mm para la endocortadora. De esta forma se consigue un menor conflicto de espacio, aumentando la libertad de movimiento.
- Se intenta llevar a cabo todo el procedimiento con

una fuente de energía versátil para disminuir el intercambio de instrumentos.

– Se realiza una disección más exhaustiva de medial a lateral. La disección roma con la gasa permite aumentar la disección medial.

Una vez concluida la intervención, se cierra la fascia con una sutura continua absorbible monofilamento de mane-

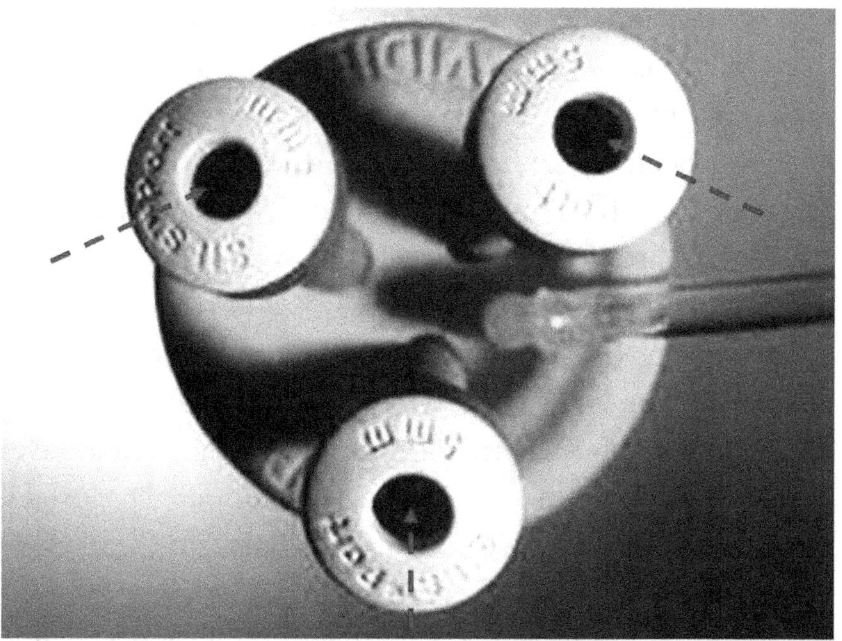

Figura 2. Método de trabajo a través de los orificios del dispositivo de puerto único. Por el orificio inferior se introduce la óptica, por el superior izquierdo la pinza articulada y por el superior izquierdo la pinza recta, la fuente de energía, la endocortadora y el sistema de sutura Endostitch®.

ra transversa, cerrando la piel con puntos entrecortados de absorción rápida, para evitar tener que retirarlos al quedar en el fondo de la cicatriz umbilical.

4.2 Maniobras específicas

4.2.1 Colon izquierdo

La intervención se lleva a cabo mediante una disección de medial a lateral, comenzando con la sección de la vena mesentérica inferior y la disección del ángulo esplénico. Posteriormente se realiza la sección de la arteria mesentérica inferior, la disección de la fascia de Told y parietocólica izquierda. Para la sección de la unión recto-sigma se utiliza una endocortadora articulable de 45-60 mm, realizando la entrada de una de ellas por el lado derecho del colon y de otra por el lado izquierdo, para evitar crear una línea de sección excesivamente oblicua. Tras la extracción de la pieza a través del orificio transumbilical, con la pared abdominal protegida, se secciona el extremo proximal y se coloca el cabezal de la grapadora circular para, finalmente, proceder a la anastomosis colorrectal intracorpórea transanal. Otra diferencia con la cirugía laparoscópica es que en vez de insertar el vástago del cabezal agarrado con una pinza en la zona de punción de la endograpadora circular, se abocan ambos extremos y se empuja desde atrás del cabezal con la pinza. Se intenta evitar el uso de drenajes si la anastomosis es segura (tras comprobarlo con azul de metileno) y el lecho de disección está exangüe.

4.2.2   Colon derecho

A diferencia de la cirugía laparoscópica convencional, el paciente se coloca con las piernas abducidas para poder trabajar parte del procedimiento entre las piernas de éste. El inicio de la intervención consiste en colocar el epiplón mayor sobre el colon transverso, para identificar la zona del meso cercana a la unión ileo-cólica. Se introduce una seda del 1 con aguja recta en el hipocondrio derecho del paciente, que atravesará la grasa de la unión ileo-cólica y saldrá de la cavidad a nivel suprapúbico. Para evitar que dicho hilo se deslice por la grasa se ancla con unos clips cogiendo la grasa y el hilo, permitiendo de esta forma la movilización del colon al traccionar de un extremo o de otro. Se inicia la disección del pedículo ileo-ceco-cólico, creando un túnel por debajo de dichos vasos, identificando el duodeno y la cabeza del páncreas, continuando la disección por debajo del colon transverso. A diferencia del abordaje laparoscópico, no se seccionan los vasos hasta haber realizado toda la disección, para mantener la tracción y favorecer la disección. Posteriormente se secciona el pedículo ileo-ceco-cólico, y a continuación se identifican y seccionan los vasos cólicos derechos, en caso de que sea preciso.

La disección del parietocólico se realiza traccionando del meso apendicular de forma medial, hasta llegar al ángulo hepático. Con el paciente en anti-Trendelenburg se coloca el epiplón mayor en su posición habitual, se tracciona del hilo a nivel suprapúbico y se procede a la apertura del ligamento gastrocólico para terminar de liberar el ángulo hepático del colon. Finalmente se descubre el colon transverso para su sección con una endocortadora, se termina de liberar el epiplón mayor a dicha altura y se seccionan el íleon y su meso. La pieza quirúrgica se coloca sobre el lóbulo hepático derecho.

Se prefiere la realización de una anastomosis intracorpórea para evitar la tracción de los mesos y ampliar la incisión. La anastomosis intracorpórea puede realizarse de forma segura y eficaz, como ha sido descrito por Bergamashi *et al.*[15] en la hemicolectomía derecha laparoscópica convencional. De esta forma se realiza una enterotomía en el colon y en el íleon, y la anastomosis se hace con una endocortadora. El cierre del orificio se lleva a cabo con una sutura continua con *Endostitch®*, transversal de derecha a izquierda. La extracción de la pieza se efectúa en una bolsa de 15 mm que se introduce a través de uno de los orificios del dispositivo sin ningún trocar. Al igual que en el colon izquierdo, se concluye la intervención sin dejar ningún drenaje (véase la figura 3).

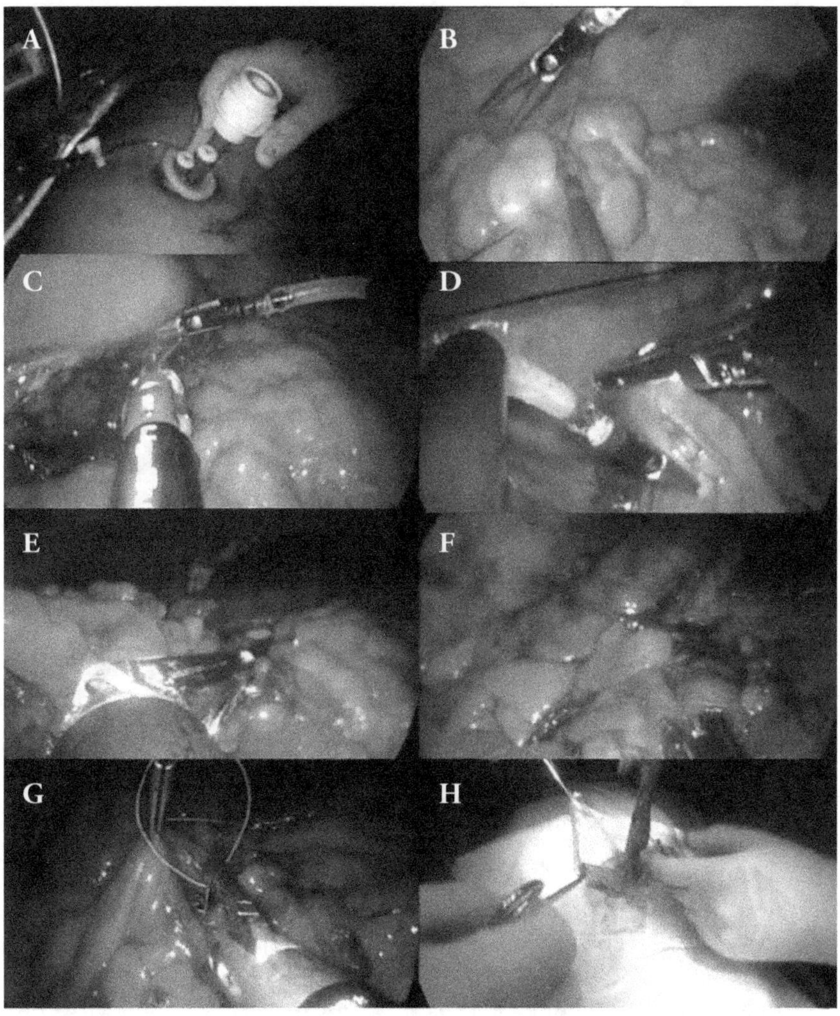

Figura 3. Pasos de la cirugía del colon derecho por puerto único.
A) Dispositivo de puerto único. B) Hilos de tracción del meso para disección
de los vasos ileo-ceco-cólicos. C) Disección parietocólica derecha.
D) Sección del íleon terminal. E) Sección del colon transverso.
F) Anastomosis ileo-cólica. G) Cierre del orificio residual tras
la anastomosis mecánica. H) Extracción de la pieza quirúrgica.

Bibliografía

1. Gervaz P, Inan I, Perneger T, *et al.* A prospective, randomized, single-blind comparison of laparoscopic versus open sigmoid colectomy for diverticulitis. Ann Surg. 2010; 252: 3-8.

2. Klarenbeek BR, Veenhof AA, de Lange ES, *et al.* The Sigma-trial protocol: a prospective double-blind multi-centre comparison of laparoscopic versus open elective sigmoid resection in patients with symptomatic diverticulitis. BMC Surgery. 2007; 7: 16.

3. Ryou M, Thompson CC. Magnetic retraction in natural-orifice transluminal endoscopic surgery (Notes): addressing the problem of traction and countertraction. Endoscopy. 2009; 41: 143-48.

4. Allemann P, Schafer M, Demartines N. Critical appraisal of single port access cholecystectomy. Br J Surg. 2010; 97: 1476-481.

5. Roberts KE, Solomon D, Duffy AJ, *et al.* Single-incision laparoscopic cholecystectomy: a surgeon's initial experience with 56 consecutive cases and a review of the literature. J Gastrointest Surg. 2010; 14: 506-10.

6. Lee SY, Lee HM, Hsieh CS, *et al.* Transumbilical laparoscopic appendectomy for acute appendicitis: a reliable one-port procedure. Surg Endosc. 2011; 25: 1115-120.

7. Irwin BH, Rao PP, Stein RJ, *et al.* Laparoendoscopic single site surgery in urology. Urol Clin North Am. 2009; 36: 223-35.

8. Morales-Conde S, Moreno JG, Gómez JC, *et al.* Total intracorporeal anastomosis during single-port laparoscopic right hemicolectomy for carcinoma of colon: a new step forward. Surg Innov. 2010; 17: 226-28.

9. Bucher P, Pugin F, Morel P. Single-port access laparoscopic radical left colectomy in humans. Dis Colon Rectum. 2009; 52: 1797-801.

10. Uematsu D, Akiyama G, Narita M, *et al.* Single-access laparoscopic low anterior resection with vertical suspension of the rectum. Dis Colon Rectum. 2011; 54: 632-37.

11. Fichera A, Zoccali M, Gullo R. Single incision ("scarless") laparoscopic total abdominal colectomy with end ileostomy for ulcerative colitis. J Gastro-

intest Surg. 2011; E-pub ahead of print.

12. Cuesta M, Berends F, Veenhof A. The "invisible cholecystectomy": a transumbilical laparoscopic operation without a scar. Surg Endosc. 2008; 22: 1211-213.

13. Ramos-Veladez DI, Patel CB, Ragupathi M, *et al.* Single-incision laparoscopic right hemicolectomy: safety and feasibility in a series of consecutive cases. Surg Endosc. 2010; 24: 2613-616.

14. Franklin ME Jr, Kelley H, Kelley M, *et al.* Transvaginal extraction of the specimen after total laparoscopic right hemicolectomy with intracorporeal anastomosis. Surg Laparosc Endosc Percutan Tech. 2008; 18: 294-98.

15. Bergamaschi R, Schochet E, Haughn C, *et al.* Standarized laparoscopic intracorporeal right colectomy for cancer: short term outcome in 111 unselected patients. Dis Colon Rectum. 2008; 51: 1350- 355.

Capítulo 6

Cirugía de órganos sólidos a través de incisión única

E.M. Targarona Soler, C. Balagué Ponz, C. Martínez Sánchez, P. Hernández Casanovas, M. Trias Folch

Sinopsis

La necesidad de disponer de una incisión de suficiente tamaño para la extracción de especímenes hace de la cirugía de órganos sólidos un campo óptimo de desarrollo del acceso a través de puerto único. En este artículo describiremos las bases técnicas y la experiencia actual en relación con la cirugía del bazo y de las glándulas adrenales con las técnicas de puerto único.

1   Introducción

El concepto de cirugía mínimamente invasiva ha progresado desde 1990, pasando del abordaje multitrocar a la NOTES *(natural orifice transluminal endoscopic surgery)* y más recientemente al acceso de puerto único. Desde su primera descripción en 2007, la cirugía endoscópica a través de un puerto único se ha expandido de forma progresiva, primero en la apendicectomía y la colecistectomía, tal vez porque los cirujanos lo consideran como una forma intermedia más factible o como puente al concepto ideal de NOTES.[1] En este artículo describiremos las bases técnicas y la experiencia actual en relación a la cirugía del bazo y de las glándulas adrenales con las técnicas de puerto único.

2   Cirugía de acceso único del bazo

El abordaje laparoscópico se considera el patrón oro en el tratamiento de las enfermedades hematológicas que requieren la extirpación del bazo, siempre que éste presente un tamaño normal o ligeramente aumentado. Su efectividad, baja morbilidad, corta estancia y rápida recuperación la han convertido en el tratamiento preferido por cirujanos y pacientes.

2.1   Técnica quirúrgica

2.1.1   Cirugía esplénica

La técnica ya ha sido publicada previamente.[2] El paciente se coloca en decúbito lateral derecho, con la mesa flexionada (véase la figura 1). En los pacientes muy delgados puede proponerse el acceso transumbilical; en los de mayor peso o con moderada esplenomegalia es recomendable hacer la incisión por debajo del reborde costal, en un punto intermedio entre el ombligo y el reborde costal, a la altura de la línea medioclavicular. Pueden utilizarse dos tipos de acceso:

1. Acceso de puerto único utilizando múltiples trocares: se realiza una incisión de 15 mm tras establecer el neumoperitoneo, y entonces se introduce un trocar de 12 mm sin cuchillas *(Excel Endopath®*, Ethicon Endo-Surgery, Cincinnati, Ohio, EEUU) y un endoscopio de alta definición de extremo flexible *(EndoEye LTF-VH,*

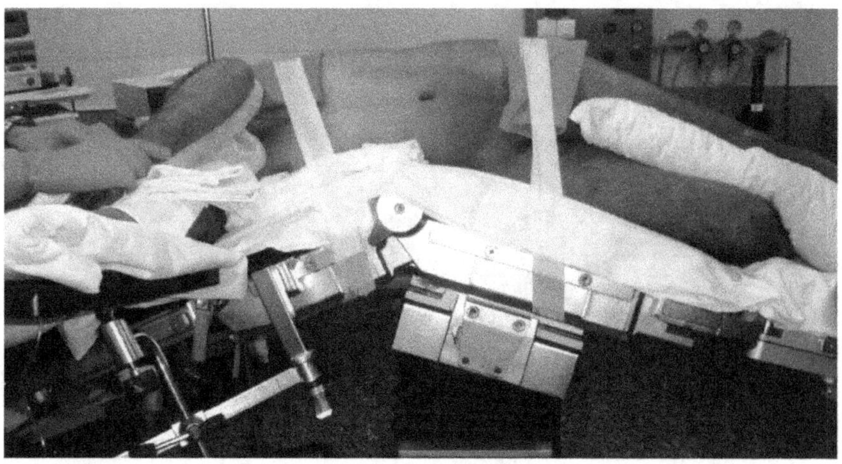

Figura 1. Posición operatoria para la esplenectomía/adrenalectomía mediante acceso único.

Olympus). Tras explorar el abdomen se introduce un trocar de 5 mm flexible de plástico corrugado (Karl Storz, Culver City, EEUU) a la izquierda del trocar de 12 mm, y otro trocar convencional de 5 mm a la derecha.

2. Esplenectomía de acceso por puerto único utilizando un dispositivo multipuerto (véase la figura 2A): se realiza una incisión de 20 mm y se inserta el dispositi-

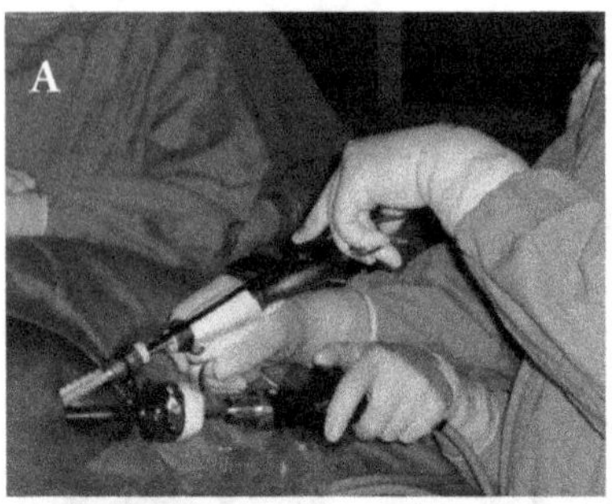
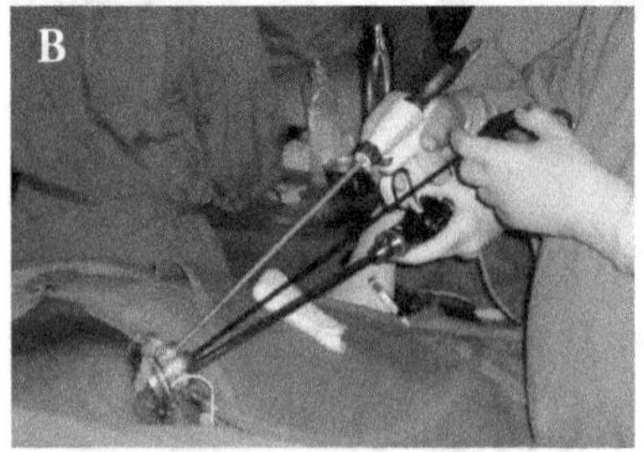
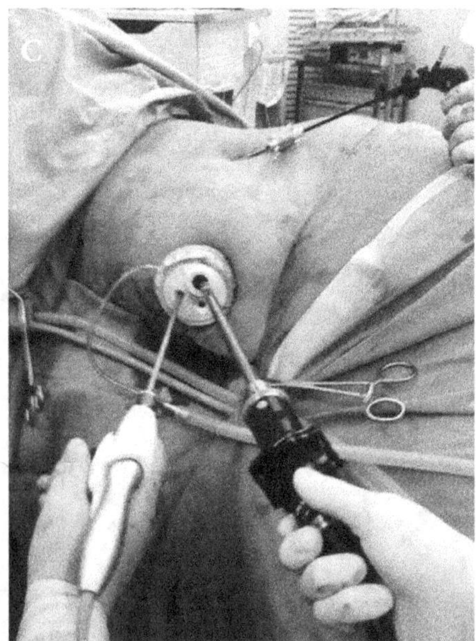

Figura 2. A) Imagen intraoperatoria utilizando el acceso de incisión única mediante varios trocares. B) Imagen intraoperatoria utilizando el dispositivo de acceso único Triport+® *(Olympus). C) Imagen intraoperatoria de acceso único híbrido con un trocar accesorio de 3 mm subcostal izquierdo.*

vo escogido *(Triport+®, Quadport+®* [Olympus], *Uno®* [Ethicon]). La técnica para la disección esplénica es similar a la utilizada para una esplenectomía laparoscópica convencional. Tras explorar el abdomen se evalúa la existencia de bazos accesorios, y se introduce un instrumento de extremo curvo reutilizable (Richard Wolff, Vernon Hills, Ill, EEUU) o de extremo flexible (Covidien). Se introduce también una pinza de bisturí armónico *(Harmonic Ace®,* Ethicon Endo-Surgery, Cincinnati, EEUU o Sonosurg, Olympus) a través de uno de los puertos situado a la derecha. Utilizando este acceso es posible movilizar el ángulo esplénico o acceder al polo inferior del bazo. El siguiente paso es acceder a la transcavidad de los epiplones y seccionar los vasos cortos hasta alcanzar el polo superior del bazo. En este momento, y gracias al extremo flexible de la óptica, si se desea es posible ligar la arteria esplénica en continuidad para reducir el tamaño del bazo y el riesgo de hemorragia. Seguidamente la disección se dirige hacia la cara posterior del bazo. Se mueve la mesa hacia la izquierda para beneficiarse de la gravedad y movilizar el bazo y obtener una mejor exposición del ligamento esplenorrenal. Entonces se secciona el peritoneo posterior al bazo y las adherencias a la fascia de Gerota. En ocasiones, en especial si se utiliza el acceso transumbilical, puede ser difícil acceder a la porción más apical y posterior del polo superior del bazo. En esta situación puede resultar útil efectuar un procedimiento híbrido, con un miniinstrumento de 3 mm introducido a nivel del flanco izquierdo que puede ayudar a separar o seccionar las adherencias más posteriores (véase la figura 2B). Una vez que el bazo está totalmente liberado, se cambia la óptica de 10 mm por una de 5 mm, a no ser que se utilice un dispositivo multipuerto que incluya accesos de 10 y 15 mm *(Quadriport®,* Olympus), con el cual puede mantenerse la óptica de 10 mm mientras se utiliza el de mayor diámetro para introducir la bolsa de extracción. Mediante una pinza de 5 mm situada por delante del bazo se eleva el hilio esplénico ya liberado, que puede seccionarse con una endograpadora de 12 mm de diámetro y carga blanca *(Echelon®,* Ethicon Endo-Surgery, Cincinnati, Ohio, EEUU). Una vez que el bazo está completamente libre, se introduce una bolsa resistente *(Endocatch II®,* Covidien, Mansfield, MA, EEUU) que se sitúa en la fosa esplénica para su extracción. La bolsa se exterioriza a través de la incisión de acceso y el bazo se extrae íntegro o fragmentado. Cuando se propone la fenestración de un quiste esplénico, el primer paso es su punción y la evacuación del contenido. Con la ayuda del bisturí armónico se extirpa el máximo posible de la cúpula del quiste hasta llegar al parénquima esplénico.

2.1.2   Cirugía adrenal

La posición del paciente es idéntica a la utilizada para la esplenectomía. En el caso de la glándula izquierda, la disección se inicia directamente en la cara posterior del bazo hasta movilizarlo totalmente y que desaparezca del campo operatorio. La utilización de referencias anatómicas como la arteria y la vena esplénicas, que están inmediatamente por delante de la vena renal y de la vena suprarrenal izquierda, facilita su identificación. Una vez localizada y «clipada» la vena suprarrenal, se diseca la glándula de sus adherencias laterales y se extrae en una bolsa. En el lado derecho, el abordaje mediante acceso único puede ser más complejo por la necesidad de levantar el lóbulo derecho del hígado y acceder a la fosa suprarrenal. También se ha descrito el abordaje por puerto único retroperitoneal. Walz *et al.*[5] han demostrado la reproducibilidad y la seguridad de este tipo de acceso, con diferencias en cuanto a la necesidad de analgesia respecto a la opción con más de una incisión.

Conclusión

Los resultados preliminares publicados hasta la actualidad indican que el bazo y las glándulas adrenales pueden ser abordados mediante acceso único (véanse las tablas 1 y 2).

Autor/a	N	Dispositivo	Abordaje	Conversión	Pérdidas hemáticas	Tiempo op.
Barbaros/09	2	SILS®	SemiLat./Umb.	–	??	?
Krukowsky/09	1	SILS®	Lateral/Subcostal	–	??	?
Vatansev/09	1	2 puertos	SemiLat./Umb.	–	??	45'
Malladi/09	1	SILS®	SemiLat./Umb.	–	0	133'
Targarona/10	8	varios	Lat./Umb./Subc.	2/8	< 100 cc	97'
You/10	3	3 puertos	SemiLat./Subc.	–	250	150'
Podolsky/10	2	3 puertos	???/Umb.	–	250	191'
Rottman /10	1	3 puertos	¿/Umb.	–	–	180'
Hansen/10	1	3 puertos	Lateral/Umb.	–	0	84'
Joshi/11	1	3 puertos	Lateral/Umb.	–	–	–

Tabla 1. Esplenectomía mediante acceso de puerto único (PubMed, abril 2011). *

* Bibliografía disponible a través del autor.

Autor/año	N	Dispositivo	Lado	Abordaje	Pérdida hemática	Tiempo op.	Conversión
Transperitoneal							
Jeong/9	9	3-4 puertos	3 izq./6 der.	Lateral	180 cc	170'	11 %
Saenz/09	2	???	Der.	Lateral	< 200	90'	–
Cindolo/10	3	Triport®	2 izq./1 der.	Semilat.	20 cc	200'	–
Castelluci/10	1	3 puertos	Izq.	Semilat.	125 cc	120'	–
Tunca/10	1	SILS®	Izq.	??	–	50'	–
Retroperitoneal							
Walz/10	50	3 puertos	25 der./25 izq.	Prono	0	56'	14 %
Shi/10	19	3 puertos		Prono	–	55'	0
Zhong/11	25	Triport®		Prono	–	55'	2/25
Cheng/11	7	Gelport®	4 der./3 izq.	Prono	100	191'	0

*Tabla 2. Adrenalectomia mediante acceso de puerto único (PubMed, abril 2011).**

* Bibliografía disponible a través del autor.

Sin embargo, la evidencia disponible hasta el momento es escasa. En cuanto a la esplenectomía, la técnica quirúrgica es similar a la laparoscópica estándar, pero se han propuesto algunas variaciones para solucionar las dificultades que plantea el acceso por un único puerto: choque de instrumentos, pérdida de la triangulación y falta de espacio. Mallladi *et al.*[4] proponen que el cirujano sujete la cámara y el instrumento de disección, mientras que el ayudante sujeta el instrumento de ayuda. En nuestra experiencia, la utilización de una óptica de extremo flexible ofrece una mejor visión gracias a las posibilidades de angulación, con lo cual el cirujano puede utilizar ambas manos de manera más libre.

En cuanto a la adrenalectomía laparoscópica, diversos estudios comparativos demuestran una tendencia al menor dolor postoperatorio. Probablemente la experiencia más digna de mención sea la utilidad del acceso retroperitoneal, poco habitual en manos de cirujanos generales, pero que en las de algunos autores se ha mostrado de gran utilidad cuando se accede a través de una incisión única.

Hay una clara controversia en relación a dos cuestiones: el tipo de dispositivo utilizado y la ubicación de la incisión en la pared abdominal. Respecto a la primera, en la actualidad se dispone de diversos dispositivos. Nosotros hemos utilizado cuatro de ellos (multitrocar [Curcillo], *Triport*® y *Quadriport*® [Olympus], *Uno*® [Ethicon] y

Gelport® [Applied]), y todos han resultado útiles, pero no hay suficiente experiencia como para recomendar definitivamente ninguno de ellos. Sin embargo, debe tenerse en cuenta la necesidad de utilizar accesos que incluyan puertos de gran calibre en el caso de la esplenectomía, para permitir la introducción de instrumentos de 15 mm de diámetro (bolsa de especímenes).

La ubicación de la incisión es otra cuestión crucial. Conceptualmente, el acceso de puerto único ofrece una menor agresión y una mejor cosmética (sólo si la incisión se efectúa en el ombligo). Sin embargo, en función del peso del paciente y del tamaño del bazo, algunas de las maniobras de disección pueden ser especialmente difíciles o imposibles, debido a la línea de disección oblicua entre el ombligo y los puntos anatómicos más distales del bazo o adrenal. En este caso hay dos posibles soluciones: colocar el dispositivo en localización subcostal, y entonces la ventaja estética se pierde, o utilizar una técnica híbrida con un miniinstrumento de 2-3 mm que permita recuperar la triangulación o el acceso a algún punto inaccesible con el abordaje umbilical.

Hasta el momento, la experiencia con el acceso de puerto único en patología esplénica y adrenal es escasa, y el grado de evidencia es bajo. Los resultados preliminares son esperanzadores, pero quedan algunas cuestiones pendientes de respuesta, en especial en cuanto a la selección de los pacientes y la estandarización de la técnica. Por otra parte, son imprescindibles estudios prospectivos y aleatorizados que permitan confirmar las supuestas ventajas que podría suponer la utilización de un único puerto, como son una mejor estética, menos dolor y más rápida recuperación en comparación con las técnicas estándar, sin aumentar la morbilidad de una incisión de acceso más grande.

Bibliografía

1. Moreno Sanz C, Noguera Aguilar JF, Herrero Bogajo ML, *et al.* Single incision laparoscopic surgery. Cir Esp. 2010; 88: 12-7.
2. Targarona EM, Lima MB, Balague C, *et al.* Single-port splenectomy: current update and controversies. J Minim Access Surg. 2011; 7: 61-4.
3. Barbaros U, Dinççağ A. Single incision laparoscopic splenectomy: the first two cases. J Gastrointest Surg. 2009; 13: 1520-523.
4. Malladi P, Hungness E, Nagle A. Single access laparoscopic splenectomy. JSLS. 2009; 13: 601-4.
5. Walz MK, Groeben H, Alesina PF. Single-access retroperitoneoscopic adrenalectomy (SARA) versus conventional retroperitoneoscopic adrenalectomy (CORA): a case-control study. World J Surg. 2010; 34: 1386-390.

Capítulo 7

Abordajes reducidos en cirugía laparoscópica de la obesidad mórbida

P. Talavera Eguizábal, A. Sánchez Pernaute,
E. Martín Antona, E. Martín García-Almenta,
A.J. Torres-García

Sinopsis

La cirugía ha demostrado ser el tratamiento de mayor eficacia en los pacientes con obesidad mórbida. Actualmente, la cirugía laparoscópica es la forma más aceptada para tratar a este tipo de pacientes. Con el objetivo de minimizar la agresión quirúrgica, se ha propuesto el abordaje mediante incisión única como un nuevo modo de enfrentarse a esta patología.

1   Introducción

De las distintas alternativas terapéuticas de que dispone la medicina actual, la cirugía ha demostrado ser el tratamiento más eficaz en los pacientes con obesidad mórbida. La cirugía de la obesidad ha experimentado un rápido crecimiento en la última década, y quizá haya sido el cambio de abordaje, de cirugía abierta convencional a cirugía laparoscópica (con las ventajas que ello supone para el paciente), la causa de este crecimiento. Mediante cirugía laparoscópica se obtienen unos magníficos resultados en cuanto a pérdida de peso y resolución de las comorbilidades (diabetes mellitus, dislipidemia, hipertensión arterial, apnea del sueño y artropatías, fundamentalmente), junto con una rápida recuperación y una calidad de vida más que aceptable para este tipo de pacientes. Por otra parte, y como cualquier procedimiento quirúrgico lleva implícito, no debemos olvidar las tasas de morbilidad y mortalidad globales aceptadas hoy día para este tipo de procedimientos: < 20 % y 1 %, respectivamente.

En los últimos años, se han diseñado estrategias para reducir los abordajes laparoscópicos en cirugía bariátrica. Así, desde 2008, diversos autores han comunicado la posibilidad del abordaje a través de incisión única en este tipo de pacientes,[1] primero en procedimientos que requerían ampliar alguno de los orificios de los trocares y que no precisaban la realización de anastomosis, como son la colocación de una banda gástrica ajustable o la gastrectomía vertical (procedimientos teóricamente menos demandantes desde el punto de vista técnico), posteriormente en la realización del *by-pass* gástrico y luego en derivaciones biliopancreáticas. Está claro que si la cirugía laparoscópica avanzada en la obesidad mórbida ya representa un reto para el cirujano, por la complejidad intrínseca de este tipo de pacientes, hacerla a través de una única incisión lo es aún más. Y no hay que olvidar un aspecto muy importante: ningún cambio en el tratamiento quirúrgico de estos pacientes debe aumentar las cifras de morbimortalidad aceptadas, puesto que este aumento invalidaría cualquier innovación técnica. Por ello, para implementar el abordaje laparoscópico a través de incisión única en cirugía de la obesidad, creemos que son necesarias algunas premisas:

- Experiencia del equipo quirúrgico en cirugía laparoscópica.
- Experiencia del equipo quirúrgico en cirugía de la obesidad.
- Formación específica en cirugía por puerto único.
- Selección inicial cuidadosa de los pacientes a tratar (algunos autores limitan el índice de masa corporal a 50 kg/m^2 y la altura a 180 cm).[2]
- Disponibilidad de todos los medios técnicos actuales para la cirugía de puerto único (videolaparoscopio de 5 mm extralargo, pinzas articuladas, trocares multipuerto, etc.).

Todas las posibles innovaciones técnicas en cirugía deben ser contrastadas, y el puerto único no es una excepción. Cada vez son más los trabajos científicos que tratan de evaluar sus pros y contras. A favor del puerto único puede argumentarse que disminuye el número de incisiones en la pared abdominal, con el supuesto beneficio en la intensidad del dolor, y por tanto menor requerimiento de analgésicos y una probable menor estancia hospitalaria.[3] El beneficio cosmético (aunque obviamente no el más importante, sí es demandado por la sociedad actual) también está claro, puesto que al realizar preferentemente el abordaje transumbilical la única incisión queda oculta. Haciendo la incisión en la línea media podemos minimizar la tasa de lesión de las arterias epigástricas y disminuir el riesgo de hemorragia postoperatoria.[4] Por último, al tratarse de una única incisión, el riesgo de eventraciones a través de los trocares también puede minimizarse (aunque quizá sea demasiado pronto para realizar esta afirmación).

En contra del abordaje por incisión única puede argüirse que técnicamente es mucho más complejo y, por tanto, requiere mayor tiempo operatorio.

Sin embargo, no hay que olvidar que el abordaje por incisión única no deja de ser eso, una vía de abordaje. Por lo tanto, en caso de dificultad técnica o de aparición de cualquier tipo de complicación, la simple introducción de uno o varios trocares lo convierte en un abordaje laparoscópico convencional que puede ayudar a resolver de manera efectiva los problemas que hayan surgido. Quizá sea ésta la forma más práctica de poner en marcha la cirugía por incisión única: ir restando trocares a la cirugía laparoscópica convencional hasta conseguir llegar a la incisión única, minimizando los riesgos para el paciente.

A continuación se analizan las diferentes técnicas quirúrgicas bariátricas efectuadas hasta la fecha mediante cirugía a través de puerto único: banda gástrica, gastrectomía vertical, *by-pass* gástrico y derivación biliopancreática.

2　Banda gástrica

En el año 2008, Nguyen *et al.*[1] colocan la primera banda gástrica a través de una única incisión de 4 cm entre el xifoides y el ombligo, en la cual sitúan cuatro trocares convencionales (SITA, *single incision transabdominal*). Otros autores han utilizado incisiones subcostales.[5] Sin embargo, el abordaje transumbilical (SILS, *single incision laparoscopic surgery*) ha desplazado a los transabdominales, no sólo por los claros beneficios estéticos que ofrece, sino porque al tratarse de la zona más delgada de la pared abdominal facilita tanto la colocación del puerto multicanal como la colocación y posterior localización y punción del reservorio de la banda ajustable.[6] El desarrollo de los puertos multicanal ha favorecido también la disminución del tamaño de las incisiones, que inicialmente eran de 4 a 8 cm, pero que en la actualidad están entre 1,2-2,5 cm.

Aunque las series publicadas son muy limitadas (véase la tabla 1), los resultados obtenidos son excelentes, con nula morbilidad mayor y un bajo índice de conversión a cirugía laparoscópica convencional o de colocación de un trocar accesorio. No obstante, al contrastar la SILS con el abordaje convencional, las series publicadas no aprecian diferencias en la estancia postoperatoria ni en la incorporación a la actividad laboral. Las ventajas de la SILS se limitan a los aspectos cosméticos (cirugía sin cicatrices) y a un menor consumo de analgésicos en el postoperatorio. Un aspecto a tener en cuenta es la influencia que, sobre el coste del procedimiento, puede tener la necesidad de material específico.

3   Gastrectomía vertical

La gastrectomía vertical (SG, *sleeve gastrectomy)* es una técnica que ha ganado popularidad con el desarrollo de la laparoscopia avanzada. Muchos cirujanos la defienden como una técnica segura, con una baja morbimortalidad y una curva de aprendizaje rápida.

Tradicionalmente, para la realización de una gastrectomía vertical la mayoría de los autores señalan la necesidad de 5 o 6 incisiones cutáneas. La aparición de abordajes reducidos, con el objetivo de lograr una cirugía sin cicatrices, ha cambiado este escenario.

Se realiza una incisión transumbilical de 2,5 cm (Saber *et al.*[11] aconsejan valorar la colocación epigástrica del trocar, a unos 10 cm del xifoides, en los pacientes superobesos en que la distancia xifoumbilical supere los 25 cm). Es aconsejable una óptica larga, de 5 mm. Se utilizan endograpadoras cuya altura de grapas varía entre 4,8 mm y 3,5 mm en la zona más proximal. El refuerzo de la línea de grapas puede realizarse con fundas de material reabsorbible en las cargas de la endograpadora o mediante sutura monofilamento reabsorbible en la línea de sección. No hay consenso en cuanto a la

Autor, año	Núm. casos	IMC* (media en kg/m²)	Acceso	Conversión/ trocar accesorio
Teixiera *et al.*,[7] 2010	22	42	Periumbilical/ múltiples trocares	1 (4,5 %) conversión
Saber *et al.*,[8] 2009	8	38,9	Intraumbilical/ múltiples trocares	1 (12,5 %) trocar extra
Huang *et al.*,[9] 2010	3	38,1	Transumbilical/ múltiples trocares	0
Keidar *et al.*,[5] 2010	10	40,9	Transabdominal/ múltiples trocares	100 % (retractor de hepático)
Tacchino *et al.*,[10] 2010	3	40,6	Transumbilical/ puerto único multicanal	0

* IMC: índice de masa corporal.

Tabla 1. Banda gástrica ajustable por incisión única.

necesidad de colocar un drenaje, pero en casi todas las series se comprueba la estanqueidad gástrica mediante la instilación de azul de metileno. La mayoría de los autores cierra el defecto fascial con sutura monoplano reabsorbible. La estancia postoperatoria media varía entre 1 y 3 días.

Las dificultades específicas del abordaje por puerto único, en ésta y en el resto de la cirugía bariátrica, son:

- Pérdida de la capacidad de triangulación, tan útil en cirugía laparoscópica.
- El «efecto palanca» producido por el mayor grosor de la pared abdominal. La utilización del ombligo, como zona de acceso, contribuye a paliar este efecto.
- Recesión o descenso del ombligo. Puede aumentar la distancia xifoumbilical y hacer que sea necesario un abordaje epigástrico.
- Separación hepática. Un hígado graso y aumentado de tamaño puede dificultar enormemente la realización de la gastrectomía vertical. Diversos autores utilizan diferentes técnicas para la tracción hepática: Tacchino *et al.*[10] utilizan un punto de transfixión anclado en el pilar diafragmático derecho para levantar el lóbulo izquierdo; Saber *et al.*[11] describen el uso de un retractor de Nathanson a través de una incisión subxifoidea sin utilizar ningún trocar adicional; y Gentileschi *et al.*[12] prefieren utilizar el propio laparoscopio para la

retracción hepática. Incluso se ha desarrollado instrumental específico para esta tracción.

Saber *et al.*[10] analizaron los resultados de la gastrectomía vertical en 26 pacientes: 14 operados mediante SILS y 12 con abordaje laparoscópico convencional. Apreciaron diferencias estadísticamente significativas a favor de SILS en cuanto a menor dolor postoperatorio, menos requerimiento de analgésicos y estancia hospitalaria postoperatoria más corta (en este último caso, en el límite de la significación).[11]

4 *By-pass* gástrico

Algunos autores han publicado variaciones del abordaje laparoscópico convencional minimizando el número de trocares, en un intento de aproximarse al objetivo del puerto único.[13,14] Huang *et al.*,[15] Saber *et al.*[16] y Tacchino *et al.*[17] han comunicado series de pacientes con obesidad mórbida que fueron intervenidos de *by-pass* gástrico a través de una incisión única no asistida (véase la tabla 2). Tacchino *et al.*[17] utilizan la técnica de *double loop,* de forma que se reduce la amplitud del campo quirúrgico, minimizando los movimientos necesarios para completar la técnica. Se realiza una incisión transumbilical de aproximadamente 12 mm y se introduce el puerto multicanal *Triport®*. El puerto para SILS precisa incisiones más amplias (2,5 cm), y estos autores encuentran más dificultades en su introducción, especialmente en caso de paredes abdominales excesivamente gruesas. Huang *et al.*[15] utilizan una incisión de 6 cm periumbilical en omega en la cual insertan tres trocares convencionales. Según estos autores, dicha técnica permite aumentar el espacio disponible entre los trocares y mejora la maniobrabilidad, con unos excelentes resultados estéticos. Hasta la actualidad, no se han realizado trabajos que comparen el abordaje convencional con el puerto único en cuanto a complicaciones, dolor postoperatorio y estancia hospitalaria media.

5   Derivación biliopancreática

De momento, la experiencia con esta técnica es más limitada debido a su gran exigencia técnica (Tacchino *et al.*[18] han publicado el caso de un varón de 57 años de edad). Aunque técnicamente factible, las indicaciones y los resultados aún no están bien establecidos.

6   Conclusión

En resumen, el abordaje por puerto único se plantea como una interesante opción de futuro en la posibilidad de abor-

Autor, año	Núm. casos	IMC (media)	Acceso	Conversión/ trocar accesorio
Huang *et al.*,[15] 2011	35	40,1	Incisión en omega/ múltiples puertos	0
Saber *et al.*,[16] 2009	1	38,7	Transumbilical/ puerto único	
Tacchino *et al.*,[17] 2010	16	43,5	Transumbilical/ puerto único	0

Tabla 2. By-pass *gastroyeyunal por incisión única.*

dajes reducidos en la cirugía laparoscópica de la obesidad mórbida. No obstante, todavía se requieren más estudios para definir las indicaciones y validar los resultados.

Bibliografía

1. Nguyen NT, *et al.* Single laparoscopic incision transabdominal (SLIT) surgery-adjustable gastric banding: a novel minimally invasive surgical approach. Obes Surg. 2008; 18: 1628-631.
2. Chih-Kun Huang. Single-incision laparoscopic bariatric surgery. J Minim Access Surg. 2011; 7: 99-103.
3. Saber AA, *et al.* Single-incision laparoscopic sleeve gastrectomy (SILS): a novel technique. Obes Surg. 2008; 18: 1338-342.
4. Saber AA, *et al.* Safety zones for anterior abdominal wall entry during laparoscopy: a CT scan mapping of epigastric vessels. Ann Surg. 2004; 239: 182-85.
5. Keidar A, Shussman N, Elazary R. Right-sided upper abdomen single-incision laparoscopic gastric banding. Obes Surg. 2010; 20: 757-60.

6. Huang CK. Single incision laparoscopic bariatric surgery. J Min Acc Surg. 2011; 7: 99-103.

7. Teixiera J, McGill K, Koshy N, *et al*. Laparoscopic single-site surgery for placement of adjustable gastric band - a series of 22 cases. SOARD. 2010; 6: 41-5.

8. Saber AA, EL-Gahzalhy TH. Early experience with single-access transumbilical adjustable laparoscopic gastric banding. Obes Surg. 2009; 19: 1442-446.

9. Huang CK, Tsai JC, Lo CH, *et al*. Preliminary surgical results of single-incision transumbilical laparoscopic bariatric surgery. Obes Surg. 2011; 21: 391-96.

10. Tacchino RM, Greco F, Matera D. Laparoscopic gastric banding without visible scar: a short series with intraumbilical SILS. Obes Surg. 2010; 20: 236-39.

11. Saber AA, *et al*. Single-incision laparoscopic sleeve gastrectomy versus convencional multiport laparoscopic sleeve gastrectomy: technical considerations and strategic modifications. SOARD. 2010; 6: 658-64.

12. Gentileschi P, *et al*. Laparoscopic single-port sleeve gastrectomy for morbid obesity: preliminary series. SOARD. 2010; 6: 665-69.

13. Lee WJ, Chen JC, Yao WC, *et al*. Transumbilical 2-site laparoscopic Roux-en-Y gastric bypass: initial results of 100 cases and comparison with tradicional laparoscopic technique. SOARD. 2011. doi:10.1016/j.soard.2010.12.004.

14. Saber AA, El Gazaly E, Elian AR, *et al*. Three trocar laparoscopic Roux-en-Y gastric bypass: a novel technique en route to single-incision laparoscopic approach. Int J Surg. 2010; 8: 131-34.

15. Huang CH, Lo CH, Houng JY, *et al*. Surgical result of single-incision transumbilical laparoscopic Roux-en-Y gastric bypass. SOARD. 2011. doi:10.1016/j.soard.2010.12.007.

16. Saber AA, El-Ghazaly T, Minnick D. Single port transumbilical laparoscopic Roux-en-Y gastric bypass using the SILS port: first reported case. Surg Innov 2009; 16: 343.

17. Tacchino RM, Greco F, Matera D. Single incision laparoscopic gastric bypass for morbid obesity. Obes Surg. 2010; 20: 1154-160.

18. Tacchino RM, *et al*. Single-incision laparoscopic biliopancreatic diversion. SOARD. 2010; 6: 444-45.

Capítulo 8

Otras aplicaciones en cirugía general

J. Garijo Álvarez, M. Gascón Hove, T. González Elosua,
D. Sánchez López

Sinopsis

La cirugía mínimamente invasiva, en su evolución, está abarcando día a día un mayor número de técnicas tanto para la cirugía laparoscópica convencional como para sus innovaciones. Aunque la cirugía a través de incisión única se ha desarrollado en afecciones muy concretas, hay una amplia gama de usos que comprende la cirugía de urgencia, de la pared abdominal, gastroesofágica y una gran miscelánea. En cada grupo de patología se han comunicado numerosos procedimientos que demuestran su factibilidad, pero exceptuando la experiencia con la apendicectomía, las series publicadas no contienen suficientes casos como para obtener conclusiones sobre su uso.

1   Apendicectomía

1.1   Introducción

La apendicectomía es el procedimiento quirúrgico de urgencia más frecuente en el mundo occidental. En la Unión Europea, al menos 700.000 pacientes al año requieren este tratamiento.[1] En este sentido, cabe señalar que cada día se realizan más apendicectomías por vía laparoscópica, por las ventajas que aporta al paciente.[2] Por su prevalencia y grado de complejidad, la apendicectomía laparoscópica a través

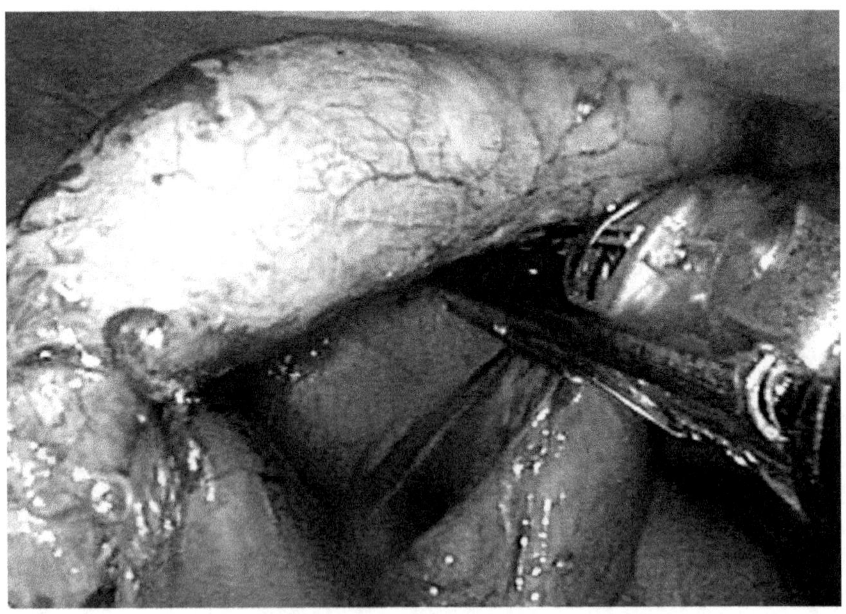

Figura 1. Apendicectomía.

de incisión única es uno de los procedimientos que con frecuencia sirven para iniciarse en estas técnicas.

1.2 Recuerdo histórico

En 1992, Pelosi *et al.*[3] publicaron, por primera vez, un abordaje transumbilical laparoscópico único para la apendicectomía. Posteriormente, en 1998, Esposito *et al.*[4] comunican una serie de apendicectomías realizadas a través de un solo trocar transumbilical, sin necesidad de asistencias y con buenos resultados. Pero no es hasta 2005 cuando el grupo de la Dobuz Eylul Medical School de Izmir, Turquía, presenta en el Congreso Anual de la Asociación de Cirujanos Pediátricos de ese país su experiencia con la apendicectomía laparoscópica a través de incisión única tal y como la entendemos actualmente. En España, Vidal *et al.*[5] publicaron en 2009 su experiencia con esta técnica, con la cual obtienen excelentes resultados.

1.3 Técnica quirúrgica

1.3.1 Abordaje

El abordaje más utilizado es el transumbilical, aunque se han descrito otros como las incisiones periumbilical, supraumbilical y suprapúbica.

1.3.2   *Material*

Con respecto al acceso, es posible utilizar una incisión única con tres trocares o cualquiera de los dispositivos de puerto único multicanal *(Triport+®)*, que disponen de dos o tres accesos de 5 mm y otro de mayor diámetro. Es suficiente con un laparoscopio de 5 mm y 30º e instrumental de laparoscopia convencional. La utilización de sistemas de imagen más sofisticados, pinzas articuladas o acodadas, endograpadoras y sistemas de sutura mecánica depende de su disponibilidad y de las preferencias del equipo.

1.3.3   *Técnica*

La técnica quirúrgica es la estándar, utilizando instrumental recto en la mano dominante y articulado para la tracción del apéndice. El uso de este material aumenta la distancia entre las manos y evita el conflicto de espacio en el área de trabajo.

El sellado de la base apendicular puede realizarse con endolazos, endograpadoras, clips o suturas. Finalmente, la extracción se lleva a cabo con o sin bolsa de extracción de piezas, en función del puerto usado y del grado de inflamación y contaminación peritoneal. En caso de no encontrar enfermedad apendicular, este acceso permite una correcta exploración de la cavidad abdominal, incluidos los órganos pélvicos.

1.3.4   Cierre de la incisión

Para incisiones menores de 3 cm y en pacientes sin obesidad, es suficiente un cierre fascial simple con puntos sueltos o con sutura continua de material absorbible de larga duración. Ocasionalmente, ante incisiones más amplias, en pacientes obesos y con cierres subóptimos, es posible utilizar una malla como profilaxis de la hernia incisional.

2   Pared abdominal

2.1   Introducción

En este campo de la cirugía se ha descrito la realización de hernioplastias inguinales, reparación de hernias incisionales y procedimientos anecdóticos tales como la reparación de hernias lumbares y diafragmáticas.

Cugura *et al.,*[6] en 2008, publicaron la primera hernioplastia totalmente extraperitoneal con tres trocares a través de la misma incisión (infraumbilical). Posteriormente, Kroh *et al.*[7] describen la primera hernioplastia transabdo-

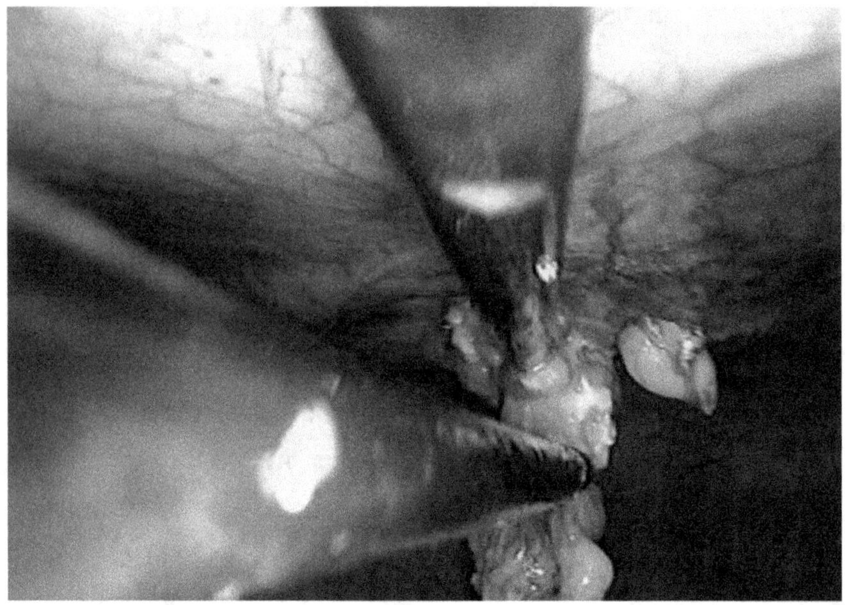

Figura 2. Hernia incisional.

minal preperitoneal asociada a una colecistectomía a través de incisión única.

La primera reparación de una hernia incisional fue descrita por Shah *et al.*[8] en octubre de 2008, quienes la realizaron en una eventración incarcerada mediante un abordaje único sobre el flanco izquierdo.

Podolski *et al.*[9] presentaron en 2010 la primera serie de treinta casos de hernia incisional tratada por esta vía con buenos resultados. En España, ese mismo año, Sánchez López *et al.*[10] publicaron la utilización del abordaje mediante puerto único para tratar una hernia incisional abdominal.

2.2 Técnica quirúrgica

2.2.1 Abordaje

Para la hernioplastia, el abordaje puede ser mediante incisión transumbilical o periumbilical (preferida en la hernioplastia totalmente extraperitoneal [TEP]). Para el tratamiento de la hernia incisional se utiliza una incisión lateral.

2.2.2 Material

Habitualmente es necesaria una óptica de 5 mm y visión angulada, utilizando instrumental y sistemas de fijación protésica convencionales.

2.2.3 Técnica

Solemos usar material recto para el manejo de las mallas, ya que los instrumentos articulados dificultan su despliegue y fijación. Además, en el caso de la hernioplastia TEP, el espacio preperitoneal es tan limitado que no permite el manejo de instrumentos acodados o articulados.

3 Cirugía gastroesofágica

3.1 *Hernia hiatal y enfermedad por reflujo gastroesofágico*

3.1.1 *Recuerdo histórico*

La primera comunicación de una fundoplicatura realizada a través de una incisión única fue en noviembre de 2008, por Rosemurgy y Albrink, y está recogida en el sitio web del Tampa General Hospital de Florida y de Covidien.

Desde entonces se han venido haciendo comunicaciones dispersas en distintos medios. En España, Garijo *et al.*[11] presentaron un caso de fundoplicatura de Nissen en la Reunión de la Sección de Cirugía Endoscópica de la Asociación Española de Cirujanos de 2009.

3.2 *Técnica quirúrgica*

3.2.1 *Abordaje*

El abordaje puede ser transumbilical o supraumbilical, frecuentemente con necesidad de asistencia con un trocar de 3 o 5 mm, una aguja de Veress u otro sistema de separación.

3.2.2   Material

Es imprescindible utilizar un sistema de imagen angulada, así como una combinación de instrumental convencional y acodado o articulado; resultan útiles los sistemas de sutura intracorpórea.

3.2.3   Técnica

Dos problemas principales son la separación del lóbulo hepático izquierdo y la disección de la unión esofagogástrica. El

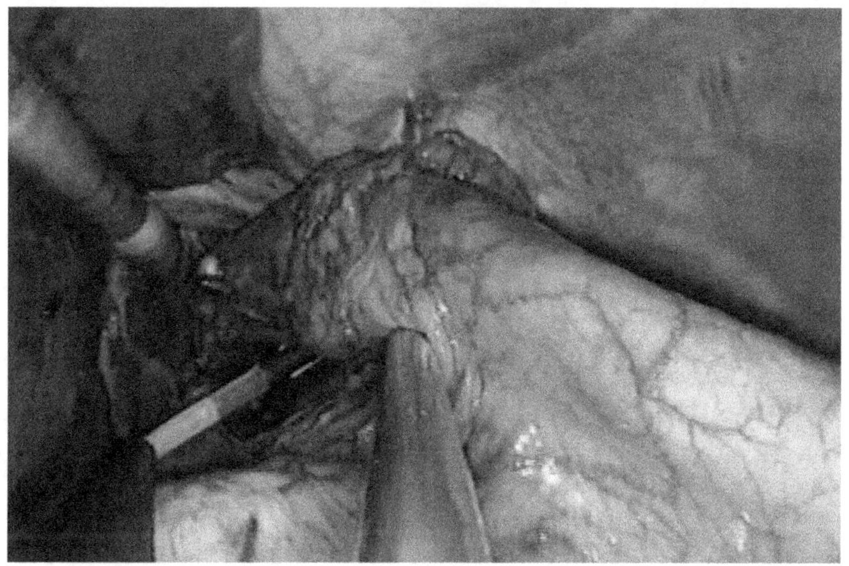

Figura 3. Hernia hiatal.

primero se puede solventar con puertos adicionales, aguja de Veress, puntos tractores o instrumental de retracción intracorpóreo reposicionable; el segundo obliga a realizar el túnel retroesofágico con instrumental capaz de describir un ángulo adecuado de paso y traccionar el fundus gástrico.

Finalmente, un tercer problema es la sutura de los pilares y de la fundoplicatura. Nosotros realizamos anudado extracorpóreo, aunque existe instrumental que permite su realización intracorpórea.

3.3   Resecciones gástricas

3.3.1   Recuerdo histórico

La primera comunicación la realizaron Sasaki *et al.*[12] en diciembre de 2009, y corresponde a tres resecciones de tumores del estroma gastrointestinal. Posteriormente, Henckens *et al.*,[13] Hirano *et al.*[14] y Dapri *et al.*[15] publican la exéresis de distintos casos por esta vía.

Garijo *et al.*,[16] en junio de 2010, comunican en España la primera resección gástrica realizada a través de un abordaje por puerto único como tratamiento de un tumor del estroma antral.

En febrero de 2011, Omori *et al.*[17] han publicado la primera resección gástrica por esta vía para tratar un cáncer gástrico, utilizando dos minilazos percutáneos como mecanismo de asistencia.

3.3.2   Técnica quirúrgica

3.3.2.1   Abordaje

Puede ser transumbilical puro o transumbilical asistido (con agujas, endolazos o puntos tractores).

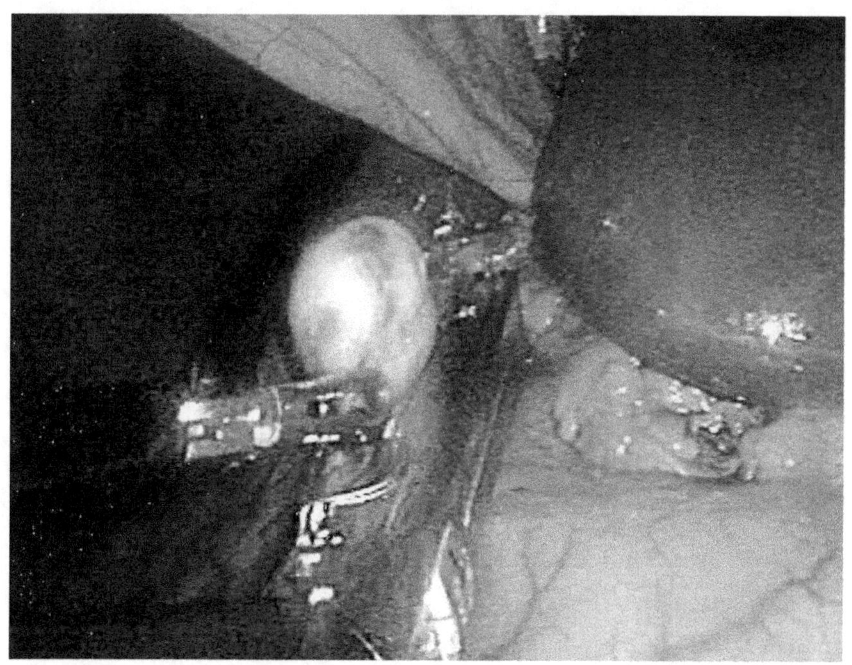

Figura 4. Resección gástrica típica de un tumor del estroma antral.

3.3.2.2   Material

Nuevamente, al tratarse de procedimientos avanzados es necesario contar con un sistema de visión angulada, un dispositivo de puerto único muy versátil que permita la introducción de endograpadoras, y una combinación de instrumental convencional específico y sistemas de retracción tisular.

3.3.2.3   Técnica

Es básica la exposición de la lesión y la elevación del lóbulo hepático izquierdo, para lo cual puede utilizarse puntos tractores, pinzas anguladas o retractores intra-corpóreos.

Una vez expuesta correctamente la lesión y asegurada su tracción, se realiza la exéresis con endograpadoras.

Caso aparte son las lesiones de la cara posterior gástrica y las yuxtacardiales, que precisan una amplia movilización gástrica, difícil por esta vía. Además, en las lesiones adyacentes al cardias es necesario tutorizar la unión gastroesofágica con una sonda de Faucher. Finalmente, es útil contar con control endoscópico para localizar la lesión y comprobar la hemostasia y la estanqueidad tras la resección.

3.3.2.4 Extracción de la pieza

Se realiza a través de la incisión umbilical, en algún caso ampliando la incisión aponeurótica subyacente y epidérmica (hasta 4 cm).

Bibliografía

1. Talamini MA, Hanly EJ. Technology in the operating suite. JAMA. 2005; 293: 863-66.
2. Sauerland S, Lefering R, Neugebauer EA. Laparoscopic versus open surgery for suspected appendicitis. Cochrane Database Syst Rev. 2010; 10: CD001546.
3. Pelosi MA, Pelosi 3rd MA. Laparoscopic appendectomy using a single umbilical puncture (minilaparoscopy). J Reprod Med. 1992; 37: 588-94.
4. Esposito C. One-trocar appendectomy in pediatric surgery. Surg Endosc. 1998; 12: 177-78.
5. Vidal O, Valentini M, Ginesta C, *et al.* Apendicectomía laparoscópica urgente con una sola incisión umbilical (SILS): experiencia inicial. Cir Esp 2009; 85: 317-19.
6. Cugura JF, Kirac I, Kulis T, *et al.* First case of single incision laparoscopic surgery for totally extraperitoneal inguinal hernia repair. Acta Clin Croat. 2008; 47: 249-52.
7. Kroh M, Rosenblatt S. Single-port, laparoscopic cholecystectomy and inguinal hernia repair: first clinical report of a new device. J Laparoendosc Adv Surg Tech A. 2009; 19: 215-17.
8. Shah RH. Laparoscopic repair of incarcerated ventral abdominal wall hernias. Hernia. 2008; 12: 457-63.
9. Podolsky ER, Mouhlas A, Wu AS, *et al.* Single port access (SPA) laparoscopic ventral hernia repair: initial report of 30 cases. Surg Endosc. 2010; 24: 1557-561.
10. Sánchez López JD, Garijo Álvarez J, García-Sancho Téllez L, *et al.* Eventroplastia laparoscópica por eventración umbilical in-

carcerada a través de una sola incisión: un nuevo abordaje. Cir Esp. 2010; 88: 199-200.

11. Garijo J, García-Sancho L, Sánchez D, *et al.* Cirugía laparoscópica con incisión única. Fundoplicatura de Nissen. Otro abordaje. IX Reunión Nacional de la Sección de Cirugía Endoscópica de la Asociación Española de Cirujanos. Madrid, 2009.

12. Sasaki A, Koeda K, Obuchi T, *et al.* Tailored laparoscopic resection for suspected gastric gastrointestinal stromal tumors. Surgery. 2010; 147: 516-20.

13. Henckens T, Van de Putte D, Van Renterghem K, *et al.* Laparoendoscopic single-site gastrectomy for a gastric GIST using double-bended instruments. J Laparoendosc Adv Surg Tech A. 2010; 20: 469-71.

14. Hirano Y, Watanabe T, Uchida T, *et al.* Laparoendoscopic single site partial resection of the stomach for gastrointestinal stromal tumor. Surg Laparosc Endosc Percutan Tech. 2010; 20: 262-64.

15. Dapri G, Ntounda R, Himpens J, *et al.* Single-incision transumbilical laparo-endoscopic gastric benign tumor resection. Ann Surg Oncol. 2011; 18: 191.

16. Garijo J, Sánchez López D, Díez del Castillo F, *et al.* Resección laparoscópica «a la medida» para tumores estromales gástricos: abordaje por puerto único. X Reunión Nacional de la Sección de Cirugía Endoscópica de la Asociación Española de Cirujanos. Palma de Mallorca, 2010.

17. Omori T, Oyama T, Akamatsu H, *et al.* Transumbilical single-incision laparoscopic distal gastrectomy for early gastric cancer. Surg Endosc. 2011 [Epub ahead of print].

Capítulo 9

Cirugía a través de incisión única en urología

L. Peri Cusí, M. Musquera Felip, M. J. Ribal Caparrós, A. Alcaraz Asensio

Sinopsis

La cirugía a través de una única incisión (LESS, *laparo-endoscopic single-site surgery)* se refiere a la realización de una intervención quirúrgica abdominal con una sola incisión de menos de 3-4 cm, a través de la cual se introducen elementos de trabajo laparoscópico. Según el consenso de nomenclatura en cirugía mínimamente invasiva, la LESS comprende tanto la utilización de plataformas únicas con varios puertos de acceso integrados como la colocación de distintos trocares a través de la misma incisión. La modalidad que mayor difusión está teniendo es la cirugía a través de una incisión transumbilical, ya que permite camuflar la incisión en el propio ombligo, y al fruncir la incisión mediante la sutura disminuimos la longitud de ésta y se obtienen unos buenos resultados estéticos. Podemos considerar la LESS como el siguiente paso evolutivo de la cirugía laparoscópica, con la cirugía de cicatriz mínima como la evolución hacia el ideal de cirugía sin cicatriz. Los recientes estudios publicados confirman su reproducibilidad en intervenciones urológicas, con resultados comparables a los de la cirugía laparoscópica convencional. La primera aplicación clínica de la LESS en urología data de 2007. Varios grupos han descrito su experiencia en cirugía renal y pélvica, en procedimientos de cirugía ablativa y reconstructiva. De todos los procedimientos quirúrgicos, destaca la nefrectomía (simple, radical y de donante vivo) como una de las indicaciones principales para esta técnica, puesto que parece reducir la morbilidad y mejorar de manera espectacular los resultados estéticos, manteniendo unos buenos resultados oncológicos y funcionales. En la cirugía renal de donante vivo, al igual que ocurrió con la introducción de la cirugía laparoscópica, puede incrementar el porcentaje de donantes al reducir la morbilidad y mejorar aún más los resultados estéticos. En este capítulo realizamos una revisión de las aplicaciones de la LESS en urología, analizando los resultados publicados y valorando sus ventajas y limitaciones.

1   Introducción

A pesar de que la LESS no es de reciente aparición, su aplicación en urología no se produce hasta principios del actual siglo. Hirano *et al.*[1] publicaron en 2005 su experiencia en una suprarrenalectomía por retroperitoneoscopia, realizada a través de una única incisión con un resectoscopio e instrumentos laparoscópicos, que puede ser considerada la primera LESS urológica en humanos.[1] No obstante, no es hasta dos años más tarde que encontramos la primera referencia de LESS transperitoneal. En esta ocasión se trataba de procedimientos quirúrgicos experimentales realizados en cerdos.[2] Ese mismo año se presenta el primer procedimiento de LESS urológica transabdominal en humanos en el World Congress of Endourology, que consistió en la realización de una nefrectomía simple y una ureterolitotomía mediante el uso de una plataforma de acceso *Triport®*.[3] Desde entonces se han efectuado multitud de procedimientos (véase la tabla 1), con un crecimiento exponencial del número de publicaciones sobre LESS en este campo en los últimos meses, hecho que demuestra el gran interés por esta técnica de la comunidad urológica.

Nefrectomía simple/radical	Resección de quiste renal
Nefrectomía de donante vivo	Suprarrenalectomía
Nefrectomía parcial	Pieloplastia
Nefroureterectomía	Ureterolitotomía
Crioterapia renal	Ureteroileoplastia
Biopsia renal	

Tabla 1. Procedimientos de cirugía renal y de la vía urinaria superior realizados por LESS.[14]

A continuación, detallaremos la descripción y los resultados de los procedimientos urológicos realizados mediante LESS que se encuentran descritos en la literatura. Asimismo, valoraremos qué ventajas aporta esta técnica quirúrgica frente a la laparoscopia convencional en el campo de la urología y cuáles son sus limitaciones e indicaciones.

2   Cirugía renal

En urología podemos clasificar de manera grosera los procedimientos quirúrgicos según su localización anatómica (cirugía lumbar o renal y pélvica) y su naturaleza (reconstructiva o ablativa).

Dentro de la cirugía renal, el procedimiento quirúrgico mínimamente invasivo por excelencia es la nefrectomía laparoscópica, que en su momento fue un gran avance. Desde la primera nefrectomía laparoscópica realizada en 1992 por Clayman *et al.*,[4] esta técnica ha tenido una amplia difusión en todo el mundo por sus ventajas frente a la cirugía abierta, sobre todo en cuanto a reducción de morbilidad y mejores resultados estéticos. La LESS se considera el siguiente paso evolutivo hacia el ideal de cirugía mínimamente invasiva sin cicatriz (véase la figura 1), por ofrecer unos obvios mejores resultados estéticos y una menor morbilidad, aunque todavía falta evidencia científica que respalde esta percepción.

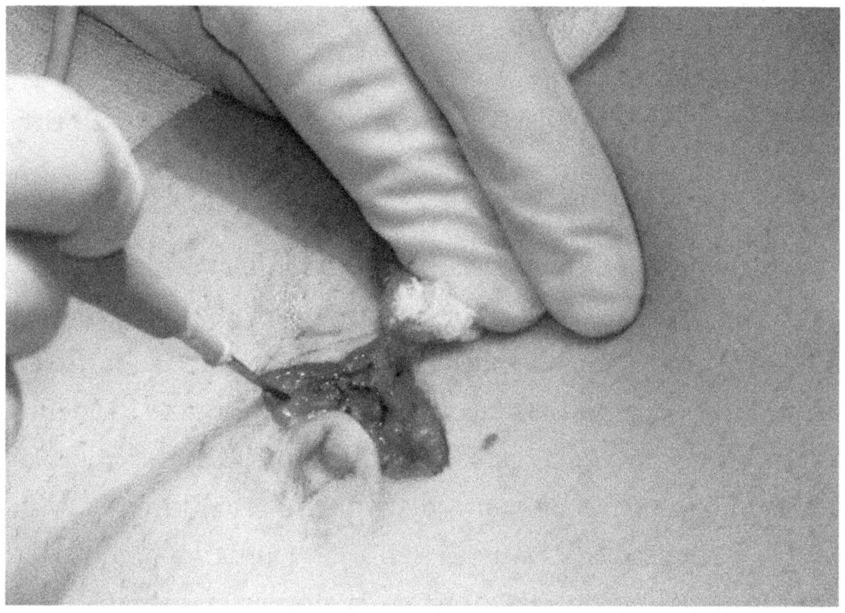

Figura 1. Realización de la incisión umbilical para el acceso único.

Tal como ya hemos comentado, en el año 2007 aparece la primera referencia de LESS renal en humanos. Ese mismo año, Clayman *et al.*[4] publicaron sus primeras intervenciones de nefrectomía por LESS tras realizar trabajos experimentales en cerdos. Comprobaron en el modelo animal que el uso de tres trocares adyacentes situados en la misma incisión proporcionaba una mayor capacidad de triangulación, por lo que llevaron a cabo dos nefrectomías simples por atrofia renal en dos mujeres y una nefrectomía radical por un tumor de forma exitosa sin utilizar ninguna plataforma multipuerto de acceso, con un tiempo quirúrgico medio de 133 minutos y una estancia hospitalaria de dos días.

A partir del año 2008 aparecen distintas series descriptivas sobre intervenciones renales realizadas mediante LESS. Las primeras series son descripciones de pocos casos,[5] y en ellas los autores describen la posibilidad de realizar nefrectomías radicales, parciales y de donante vivo de forma segura. De estos trabajos es importante destacar la cuidadosa selección de los pacientes, en cuanto a sus características (pacientes delgados y sin cirugías previas) y la complejidad de los procedimientos (exéresis de masas de pequeño tamaño).

La experiencia acumulada con la cirugía laparoscópica, tanto en nefrectomías como en pieloplastias, y la obtenida posteriormente en procedimientos de exéresis mediante LESS en riñón permitieron la realización de cirugía reconstructiva compleja. En el año 2009, Desai *et al.*[6] publican los seis primeros casos de pieloplastia por LESS, utilizando una pinza de 2 mm accesoria para facilitar la sutura de la vía urinaria, con una completa resolución de todos los casos.[6]

Tras estas experiencias iniciales, a principios de 2009 se publican las primeras grandes series descriptivas que comprenden más de cien procedimientos urológicos realizados por LESS.[7,8] Los resultados de estos trabajos, que incluyen tanto cirugía renal como cirugía pélvica, indican que la LESS es técnicamente difícil, pero realizable, en una amplia variedad de afecciones urológicas, con una gran satisfacción para los pacientes y un periodo de convalecencia corto. Los resultados son comparables a los de otras series publicadas con la técnica laparoscópica convencional, con lo cual se obtienen más argumentos para poder ofrecer este tipo de cirugía a los pacientes. Asimismo, es importante destacar que el porcentaje de procedimientos que requieren la utilización de un trocar adicional de asistencia es muy variable, dependiendo de la dificultad de la técnica y de las características del paciente, y que la necesidad de conversión a cirugía laparoscópica convencional puede considerarse baja (< 10 %) a pesar de realizar procedimientos de alta dificultad.

El siguiente paso para poder afirmar que la LESS en el riñón nos ofrece ventajas respecto a la cirugía laparoscópica convencional ha sido la realización de estudios comparativos. Los primeros trabajos publicados fueron series retrospectivas de casos y controles,[9-11] y en ellos no se encontró ninguna diferencia en cuanto a las variables operatorias (tiempo quirúrgico, sangrado...) o postoperatorias estudiadas (estancia hospitalaria, dolor postoperatorio, aparición de complicaciones...). Según estos estudios, la LESS permite ofrecer los mismos resultados quirúrgicos y funcionales a los pacientes con mejores resultados cosméticos, al quedar una única cicatriz de pequeño tamaño que puede esconderse en el ombligo.

El primer trabajo que demostró las ventajas de la LESS respecto a la laparoscopia convencional en cuanto a reducción de morbilidad fue el publicado por Canes *et al.*[12] Éste también es un estudio retrospectivo que compara la extracción por LESS de un riñón en un grupo de 17 donantes vivos con un grupo control de 17 donantes, a quienes se extrajo el riñón mediante laparoscopia convencional. Las únicas diferencias halladas entre ambos grupos fueron un mayor tiempo de isquemia caliente en el grupo de LESS (aunque dentro de los límites considerados seguros para el órgano a extraer) y una menor necesidad de analgesia postoperatoria y una más pronta recuperación en este mismo grupo.

Hasta el momento sólo se ha realizado un estudio prospectivo y aleatorizado que compara la LESS con la laparoscopia convencional en la realización de una nefrectomía de donante vivo. En este ensayo se demuestra la igualdad de ambas técnicas en cuanto a las variables quirúrgicas, con un mayor tiempo de isquemia caliente sin repercusión en la función del injerto y una mejoría en la necesidad de analgesia y en la recuperación física,[13] lo cual apoya con un nivel de evidencia adecuado el poder ofrecer esta cirugía a los pacientes urológicos.

En los últimos dos años hemos realizado 21 intervenciones por LESS (16 nefrectomías radicales, tres parciales y dos nefrectomías de donante vivo) con muy buenos resultados, sobre todo estéticos.

Como resumen, podemos decir que la LESS ofrece mejores resultados cosméticos y menor dolor postoperatorio en cirugía renal, por lo que es una opción a tener en cuenta. De todas maneras, es necesario realizar una cuidadosa selección de los pacientes y tener experiencia en cirugía laparoscópica convencional para obtener unos buenos resultados y evitar un mayor número de complicaciones.

3 Cirugía pélvica

En cuanto a la LESS pélvica, hay pocas referencias bibliográficas y mayoritariamente se trata de series con pocos casos. Kaouk *et al.*[15] son los primeros en demostrar que la prostatectomía radical puede realizarse por LESS, publicando los resultados de cuatro intervenciones en pacientes con carcinoma de próstata en estadios localizados y con un índice de masa corporal superior a 35. En dos casos obtuvieron márgenes positivos, y uno de los pacientes presentó como complicación una fístula recto-uretral. Los autores describen varias limitaciones relacionadas con la ergonomía, la dificultad para la realización de las suturas intracórporeas y los problemas relacionados con la falta de instrumentación adecuada.[14] Tras esta experiencia inicial, no muy alentadora, la realización de la prostatectomía radical por LESS asistida con robot mejora los resultados,[15] y el mismo año otro grupo presenta su experiencia por vía extraperitoneal.[16] De estas series podemos concluir que, aunque se haya probado

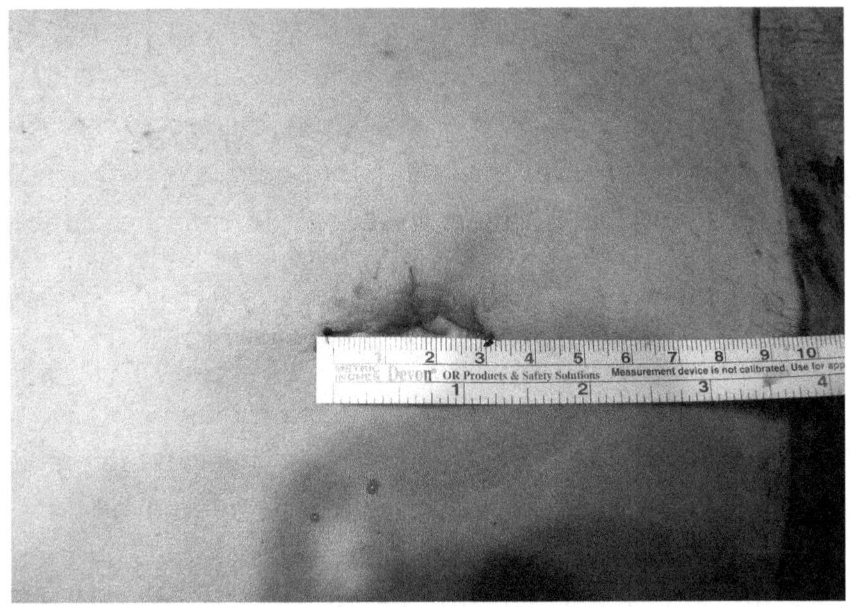

Figura 2. Imagen postoperatoria de la incisión periumbilical utilizada.

su factibilidad, la aplicación de la LESS en la prostatectomía radical presenta mayores limitaciones que en la cirugía
renal, aunque estas limitaciones pueden reducirse de forma
significativa con la asistencia de un robot.

También se han realizado mediante LESS intervenciones
por afecciones prostáticas benignas. En este sentido, Desai
et al.[18] presentaron su experiencia inicial de una adenomec-
tomía transvesical en tres pacientes usando como plataforma de acceso *Triport®*.[17] Posteriormente, Sotelo *et al.*[19] han
descrito su experiencia usando otro tipo de dispositivo,[18] y
en fechas recientes ambos grupos han publicado resultados

conjuntos de un total de 34 adenomectomías, de las cuales en más de la mitad de los casos se realizó una enucleación digital. Es importante destacar que el número de complicaciones mayores en esta serie no es desdeñable, por lo que está en duda cuál es el beneficio que puede ofrecer la LESS en este tipo de intervenciones.[19]

Por último, uno de los grupos más activos en este tipo de cirugía ha descrito su experiencia en cistectomía radical, en tres pacientes. En todos se llevó a cabo la cirugía con éxito, en un tiempo razonable y con mínimas pérdidas hemáticas, realizando el tiempo intestinal de manera extracorpórea. Los resultados a corto plazo han sido buenos.[20]

4   Conclusiones

Tras una larga experiencia en cirugía laparoscópica tanto renal como pélvica, la iniciación en las cirugías mínimamente invasivas como la LESS no ha supuesto una gran dificultad. Como ya hemos mencionado, ésta representa el siguiente paso en la evolución de la cirugía tras la laparoscopia, aunque las mejoras que ofrece no sean tan espectaculares como las que aquélla supuso. En la actualidad, disponemos de evidencia para respaldar la realización de nefrectomías por LESS, con menos dolor postoperatorio que en la laparoscopia convencional. Respecto al resto de las técnicas quirúrgicas en urología, la mayoría pueden realizarse por LESS, pero todavía está por demostrar qué beneficios se obtienen al utilizar este abordaje.

Bibliografía

1. Hirano D, Minei S, Yamaguchi K, *et al.* Retroperitoneoscopic adrenalectomy for adrenal tumors via a single large port. J Endourol. 2005; 19: 788-92.

2. Raman JD, Bensalah K, Bagrodia A, *et al.* Laboratory and clinical development of single keyhole umbilical nephrectomy. Urology. 2007; 70: 1039-42.

3. Rane A. Clinical evaluation of a novel laparoscopic port (R-port) and evolution of the single laparoscopic port procedure (SliPP). J Endourol. 2007; 21(Suppl 1): A22-23.

4. Clayman RV, Kavoussi LR, Soper NJ, *et al.* Laparoscopic nephrectomy: initial case report. J Urol. 1991; 146: 278-82.

5. Autorino R, Cadeddu JA, Desai MM, *et al.* Laparoendoscopic single-site and natural orifice transluminal endoscopic surgery in urology: a critical analysis of the literature. Eur Urol. 2011; 59: 26-45.

6. Desai MM, Stein R, Rao P, *et al.* Embryonic natural orifice transumbilical endoscopic surgery (E-Notes) for advanced reconstruction: initial experience. Urology. 2009; 73: 182-87.

7. Desai MM, Berger AK, Brandina R, *et al.* Laparoendoscopic single-site surgery: initial hundred patients. Urology. 2009; 74: 805-12.

8. White WM, Haber GP, Goel RK, *et al* prostatectomía radical JH. Single-port urological surgery: single-center experience with the first 100 cases. Urology. 2009; 74: 801-4.

9. Raman JD, Bagrodia A, Cadeddu JA. Single-incision, umbilical laparoscopic versus conventional laparoscopic nephrectomy: a comparison of perioperative outcomes and short-term mea-

sures of convalescence. Eur Urol. 2009; 55: 1198-206.

10. Jeong BC, Park YH, Han DH, *et al.* Laparoendoscopic single-site and conventional laparoscopic adrenalectomy: a matched case-control study. J Endourol. 2009; 23: 1957-960.

11. Tracy CR, Raman JD, Bagrodia A, *et al.* Perioperative outcomes in patients undergoing conventional laparoscopic versus laparoendoscopic single-site pyeloplasty. Urology. 2009; 74: 1029-34.

12. Canes D, Berger A, Aron M, *et al.* Laparoendoscopic single site (LESS) versus standard laparoscopic left donor nephrectomy: matched-pair comparison. Eur Urol. 2010; 57: 95-101.

13. Kurien A, Rajapurkar S, Sinha L, *et al.* Standard laparoscopic donor nephrectomy versus laparoendoscopic single-site donor nephrectomy: a randomized comparative study. J Endourol. 2011; 25: 365-70.

14. Eissenberg MS, Cadeddu JA, Desai MM. Laparoendoscopic single-site surgery in urology. Curr Opin Urol. 2010; 20: 141-47.

15. Kaouk JH, Goel RK, Haber GP, *et al.* Single-port laparoscopic radical prostatectomy. Urology. 2008; 72: 1190-93.

16. White MA, Haber GP, Autorino R, *et al.* Robotic laparoendoscopic single-site radical prostatectomy: technique and early outcomes. Eur Urol. 2010; 58: 544-50.

17. Rabenalt R, Arsov C, Giessing M, *et al.* Extraperitoneal laparo-endoscopic single-site radical prostatectomy: first experience. World J Urol. DOI: 10.1007/s00345-010-0534-6.

18. Desai MM, Aron M, Canes D, *et al.* Single-port transvesical simple prostatectomy: initial clinical report. Urology. 2008; 72: 960-65.

19. Sotelo RJ, Astigueta JC, Desai MM, *et al.* Laparoendoscopic single-site surgery simple prostatectomy: initial report. Urology. 2009; 74: 626-30.

20. Desai MM, Fareed K, Berger AK, *et al.* Single-port transvesical enucleation of the prostate: a clinical report of 34 cases. BJU Int. 2010; 105: 1296-300.

21. Kaouk JH, Goel RK, White MA, *et al.* Laparoendoscopic single site radical cystectomy and pelvic lymph node dissection: initial experience and 2-year follow-up. Urology. DOI:10.1016/j.urology. 2010.04.024.

Capítulo 10

Cirugía a través de incisión única en ginecología

J. Gilabert-Estellés, P. Brescó Torrás,
F. Carmona Herrera, J. Gilabert-Aguilar

Sinopsis

La cirugía a través de incisión única se ha introducido recientemente en el campo de la ginecología. La patología ginecológica es muy variada y con diferentes grados de complejidad, lo que permite aplicar de manera selectiva este abordaje y facilita la curva de aprendizaje. La particular disposición de la anatomía pélvica femenina, la posibilidad de manipulación del útero y la opción de la abertura vaginal para extraer las piezas son herramientas que sitúan al ginecólogo en una posición preferente para la introducción del abordaje por puerto único en su práctica habitual.

1 Introducción

El abordaje mediante incisión única se ha utilizado en ginecología desde hace más de cuatro décadas para la realización de ligaduras tubáricas por vía laparoscópica.[1] Sin embargo, no fue hasta principios de la década de 1990 cuando se empezaron a realizar procedimientos ginecológicos complejos, como la extirpación del útero a través de un único puerto umbilical.[2] Sin embargo, este tipo de abordaje no tuvo una amplia difusión inicial entre los ginecólogos debido a las limitaciones para realizar maniobras intracorpóreas complejas con una instrumentación no específicamente desarrollada para este acceso.

La cirugía ginecológica tiene unas características inherentes que la hacen idónea para la aplicación del abordaje por puerto único. En primer lugar, el acceso a través de la vagina al fondo de saco de Douglas permite la introducción de instrumentación de apoyo y la extracción de piezas sin necesidad de retirar el único puerto de acceso. Por otra parte, el uso de múltiples suturas sólo es necesario en los procedimientos de miomectomía y cirugía del suelo pélvico, mientras que la mayoría de los procedimientos ginecológicos consisten en la extirpación tumoral, lo que requiere una menor complejidad de movimientos. Además, el empleo de un manipulador uterino facilita la exposición de estructuras como los anexos y permite mejorar la triangulación de pinzas. La elección de un orificio natural como el ombligo aporta ventajas estéticas y facilita una rápida recuperación funcional, lo que puede ser de especial interés en las mujeres jóvenes.

2 Ergonomía en el acceso a la pelvis femenina por incisión única

El acceso a la pelvis femenina a través de una única incisión umbilical comporta modificaciones en la técnica quirúrgica por la especial distribución anatómica y las características de la instrumentación empleada. Como ya se ha comentado en otros capítulos de esta obra, la limitación de la superficie de entrada de los instrumentos, su paralelismo y la variación en los brazos de palanca hacen que sea necesario trabajar con instrumental específico. Además, el uso de lentes anguladas permite evitar la barrera anatómica que supone el útero y acceder con un ángulo diferente de visión a la región parametrial o a otras zonas de difícil acceso en presencia de un útero miomatoso, como puede ser el fondo de saco de Douglas o la plica vesicovaginal.

Las bases ergonómicas de la técnica quirúrgica en ginecología implican trabajar sobre tejidos a tensión para realizar una disección en planos avasculares. En el abordaje por incisión única, los instrumentos se sitúan internamente en posición contraria respecto a la mano del cirujano. Ello obliga a realizar movimientos contraintuitivos, lo que unido a la angulación de los instrumentos dificulta la orientación espacial del cirujano en los primeros procedimientos. Nickles *et al.*[3] realizaron un estudio multicéntrico para evaluar la curva de aprendizaje de la cirugía ginecológica por puerto único. La mayor reducción del tiempo quirúrgico en los procedimientos de histerectomía por puerto único se obtuvo tras los primeros diez casos, con una reducción de la mitad en el tiempo de inserción del puerto umbilical y de un tercio en el tiempo para realizar todo el procedimiento.[3]

3   Instrumentación específica en ginecología

Las limitaciones hasta aquí expuestas han llevado al desarrollo de una amplia variedad de instrumentos que permiten minimizar los problemas que plantea la cirugía a través de incisión única. Como ya se ha comentado en el capítulo 3, se han desarrollado diversos tipos de puertos multicanal para permitir una máxima movilidad de los instrumentos de trabajo y minimizar las pérdidas de CO_2, sin claras ventajas de ninguno de ellos en la cirugía ginecológica. Estos instrumentos, además de las dificultades generales para adaptarse a su manejo, tienen claras limitaciones, como es la pérdida de transmisión de fuerza en la punta, lo que dificulta su aplicabilidad en tejidos fibrosos, como es el caso de la endometriosis. Finalmente, existe la posibilidad de utilizar diferentes ópticas, de 5 a 10 mm, y con angulaciones variables (0º-30º-45º), lo cual facilita el trabajo y la visualización de áreas de la anatomía pélvica que quedan alejadas del ombligo o cuyo acceso se ve dificultado por alguna afección intrapélvica.

4 Intervenciones anexiales por incisión única

Además de las ventajas generales asociadas a la cirugía mediante incisión única, la patología anexial se beneficia de la posibilidad de la extracción de masas con componentes sólidos, como es el caso de los quistes dermoides, a través de la incisión umbilical.

En 2001, Kosumi *et al.*[4] realizaron la primera quistectomía ovárica a través de incisión única en una niña de dos meses. Posteriormente, Ghezzi *et al.*[5] realizaron con éxito

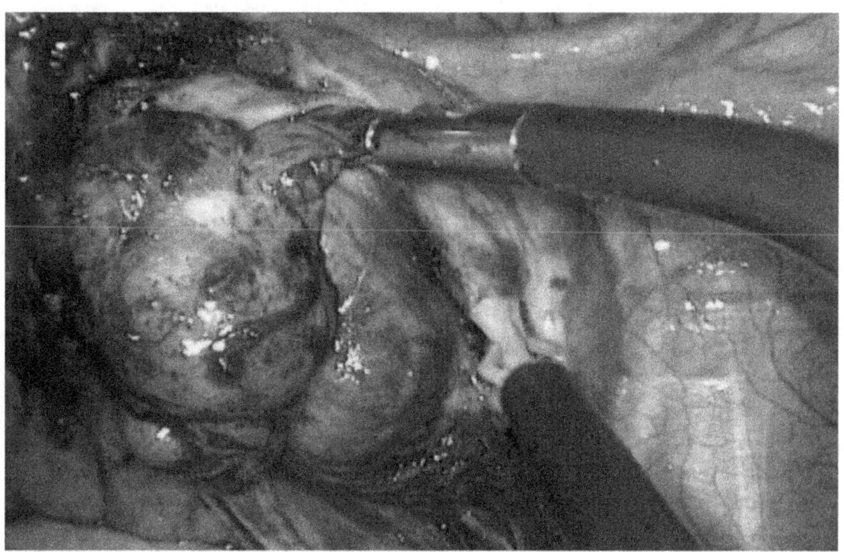

Figura 1. *Anexectomía por puerto único en tumoración anexial derecha (endometriosis) adherida a la hoja posterior del ligamento ancho. Se realiza tracción con pinza de agarre angulada, lo que facilita la coagulación, y corte del infundíbulo pélvico con pinza bipolar recta.*

diez salpingectomías laparoscópicas por puerto único ayudadas con una sutura transpariteal.

La patología anexial es una indicación ideal para realizar los primeros abordajes por incisión única en ginecología. La cirugía de extirpación de anexos, con excepción de la endometriosis, es un procedimiento sencillo que puede realizarse con los instrumentos utilizados en laparoscopia clásica. Fagotti *et al.*[6] demostraron la posibilidad de realizar la enucleación de quistes ováricos a través de una incisión única preservando el parénquima ovárico y con una óptima recuperación funcional. Por otra parte, Kim *et al.*[7] evaluaron prospectivamente 24 pacientes con patología anexial tratadas por incisión única, y encontraron una buena recuperación y un curso postoperatorio satisfactorio.

Sin embargo, el tratamiento de la endometriosis presenta muchas limitaciones debido a la importante fibrosis peritoneal y a la afectación retroperitoneal que produce, aunque la utilización de miniinstrumentos de asistencia en el cuadrante inferior derecho puede ayudar a completar la disección.

Hay experiencia en la utilización del puerto único en patología urgente ginecológica y obstétrica. La torsión ovárica y la gestación ectópica de localización tubárica son indicaciones de este tipo de técnica siempre que se opte por una extirpación anexial o tubárica, ya que los procedimientos de exéresis se realizan con facilidad y la extracción de la pieza se ve facilitada.[8]

Existen pocos trabajos que hayan evaluado la aplicabilidad del abordaje por incisión única en pacientes pediátricas. Rothenberg *et al.*[9] trataron dos niñas con lesiones anexiales y hallaron que el pequeño tamaño del ombligo y el crecimiento subsiguiente de éste pueden llevar a resultados estéticos subóptimos, lo que es necesario tener en cuenta.

Recientemente, Takeda *et al.*[10] evaluaron la posibilidad de utilizar un abordaje por incisión única en un procedimiento isobárico, mediante la aplicación de un retractor abdominal, lo que les permitió un mayor rango de movimientos evitando las pérdidas de gas y la acumulación de humo, propio de los procedimientos cerrados.

Con respecto a la técnica quirúrgica, los aspectos básicos son similares a los de la laparoscopia convencional.[11]

Finalmente, las contraindicaciones para el abordaje por incisión única coinciden con las descritas para la laparoscopia convencional, e incluyen mujeres con baja capacidad pulmonar o inestabilidad hemodinámica, y aquellas con paniculectomía y reconstrucción del ombligo.

5   Histerectomía

Tras la primera histerectomía realizada a través de incisión única a principios de la década de 1990 no hubo una amplia difusión de esta técnica, debido sobre todo a la falta de ins-

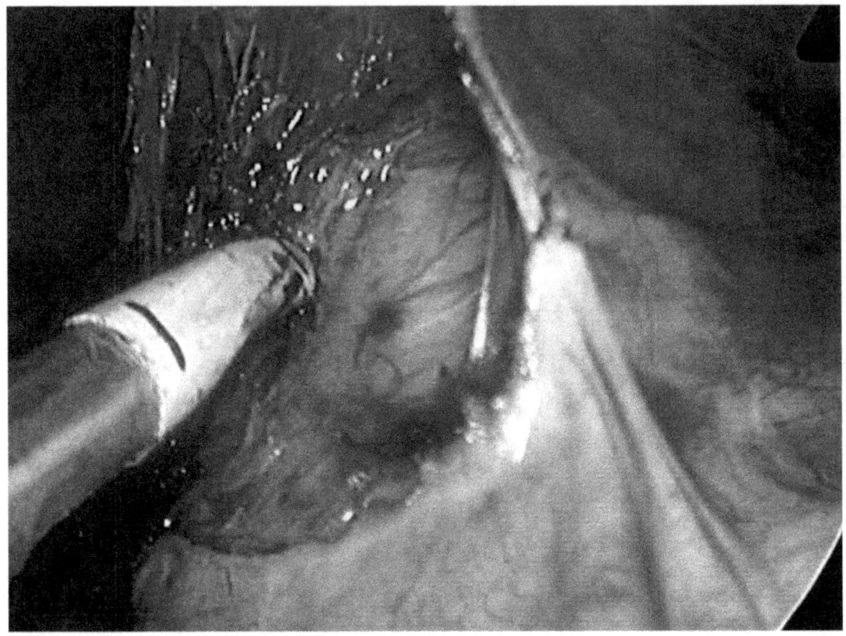

Figura 2. Histerectomía por puerto único en útero miomatoso. Disección del espacio vesicouterino facilitado por la utilización de una óptica de 30° y sellador bipolar con electrodo tipo monopolar en punta.

trumentación para procedimientos ginecológicos complejos.[2] Posteriormente, un número creciente de autores han comunicado su experiencia en la extirpación del útero por incisión única. Así, Lee *et al.*[12] realizaron 24 histerectomías vaginales por laparoscopia con incisión única, en úteros miomatosos, con una tasa de éxito del 87,5 %, y Yim *et al.*[13] compararon retrospectivamente 52 pacientes tratadas por puerto único, con una pérdida hemática, una estancia hospitalaria y un inicio de la tolerancia oral favorables.

Nuestro grupo[14] ha descrito las limitaciones encontradas al llevar a cabo una histerectomía totalmente laparoscópica por incisión única en una paciente con útero miomatoso. La colocación de un tapón vaginal así como la tracción vaginal con una pinza articulada en máxima angulación permitieron realizar una sutura completa de la cúpula vaginal por vía laparoscópica. Existe instrumentación específica para el apoyo a la sutura, como el dispositivo *LAPRA-TY®* (Ethicon Inc., San Angelo, TX, EEUU), el Endo Stitch® (Tyco HealthCare, Norwalk, CT, EEUU) y la sutura barbada, que puede facilitar procedimientos de sutura completamente laparoscópicos a través de incisión única.

Una de las limitaciones fundamentales en la realización de la histerectomía por puerto único son los miomas uterinos voluminosos. La posición del ombligo con respecto al fondo uterino y las estructuras retroperitoneales es variable en función del tamaño del útero y del índice de masa corporal, lo cual puede compensarse con el desplazamiento supraumbilical del trocar.

Otro de los puntos clave de la intervención es el sellado de los vasos uterinos. Debido a la disposición de las pinzas, la punta de los instrumentos sigue una dirección lateral, lo que aumenta el riesgo de lesión ureteral. En este sentido, la utilización de sistemas selladores bipolares con modulación en función de la impedancia o el uso de ultrasonidos permiten un efecto de sellado con mínimo daño térmico lateral.

Con respecto al instrumental de tracción, aunque se han utilizado instrumentos extralargos para evitar el conflicto de espacio externo, en la mayoría de los casos el cirujano opta por un instrumento angulado que utiliza para realizar tracción sobre las estructuras y un instrumento recto con capacidad de sellado o corte que utiliza alternativamente, de forma similar al abordaje clásico.

Por último, es esencial utilizar un manipulador uterino que permita una colpotomía estanca, ya que permite completar el procedimiento, realizar una histerectomía subtotal y proceder a la morcelación de especímenes voluminosos.[15]

6 Miomectomía

La miomectomía a través de incisión única puede presentar importantes limitaciones en el caso de los miomas intramurales, debido a las dificultades en las maniobras de disección y sutura. Los recientes avances en el campo de la sutura, como los sistemas de bloqueo del hilo o las suturas barbadas, permitirán ampliar las indicaciones de la miomectomía por incisión única. Sin embargo, es de esencial importancia realizar una correcta selección de los casos y abordar inicialmente aquellos miomas con mayor componente subseroso y mejor accesibilidad, como los de localización fúndica y anterior.

Lee *et al.*[16] realizaron un estudio prospectivo observacional en 15 pacientes con miomas sintomáticos y subserosos o intramurales superficiales de menos de 8 cm, intervenidos por incisión única. La utilización de vasopresina diluida y de bisturí armónico permitió realizar el procedimiento de forma satisfactoria en todos los casos. La reparación del útero fue idéntica a la que se efectúa por vía laparoscópica convencional, morcelando la pieza por vía umbilical con bisturí frío.

7   Incisión única y oncología

Lim *et al.*[17] demostraron que el abordaje por incisión única era eficaz para el tratamiento de las tumoraciones anexiales. El tiempo quirúrgico era de 73 minutos (25-110 minutos) y la pérdida hemática media de 10 cc (5-100 cc). También hay experiencias preliminares en el tratamiento del cáncer ginecológico por incisión única. En este sentido, Nickles Fader y Escobar[18] realizaron diversos procedimientos por incisión única que incluían un estadiaje de cáncer de endometrio, un estadiaje de cáncer de ovario y una linfadenectomía pélvica retroperitoneal. Estos mismos autores introducen el abordaje con sistema robótico por puerto único, lo que puede permitir en el futuro una mayor difusión de este tipo de acceso en cirugía oncológica ginecológica.

8   Futuro del abordaje a través de incisión única en ginecología

En la última década hemos asistido a una generalización del uso del sistema robótico Da Vinci en diversas afecciones ginecológicas. Los brazos robóticos ofrecen posibilidad de movimiento en un campo espacial reducido, algo impensable hasta el momento para el abordaje clásico por laparoscopia. Esta cualidad de los brazos robóticos hace muy atractiva su aplicación a la cirugía por puerto único, ya que permitirían solventar buena parte de los problemas ergonómicos y aportarían la mayor capacidad de triangulación necesaria para realizar procedimientos complejos. Se están realizando avances en la adaptación del sistema actual Da Vinci para cirugía por puerto único, entre ellos la reducción de los brazos robóticos a 5 mm, la incorporación de angulación en la óptica y el desarrollo de instrumentos flexibles con articulación estrictamente intracorpórea.

Recientemente, Escobar *et al.*[19] han comunicado su experiencia inicial con el abordaje robótico a través de incisión única en pacientes con diversas afecciones ginecológicas, demostrando su aplicabilidad y discutiendo las limitaciones técnicas actuales.

9 Conclusión

El abordaje por incisión única en el ámbito de la ginecología es prometedor y ha demostrado ser eficaz en numerosas indicaciones. Nos encontramos en los inicios de un nuevo campo en el cual el desarrollo de la instrumentación y la introducción de las plataformas robóticas facilitarán su mayor aplicabilidad en las intervenciones ginecológicas.

Bibliografía

1. Wheeless Jr CR, Thompson BH. Laparoscopic sterilization. Review of 3600 cases. Obstet Gynecol. 1973; 42: 751-58.

2. Pelosi MA, Pelosi 3rd MA. Laparoscopic hysterectomy with bilateral salpingo-oophorectomy using a single umbilical puncture. N J Med. 1991; 88: 721-26.

3. Nickles Fader A, Rojas-Espaillat L, Ibeanu O, *et al.* Laparoendoscopic single-site surgery (LESS) in gynecology: a multi-institutional evaluation. Am J Obstet Gynecol. 2010; 203: 1-6.

4. Kosumi T, Kubota A, Usui N, *et al.* Laparoscopic ovarian cystectomy using a single umbilical puncture method. Surg Laparosc Endosc Percutan Tech. 2001; 11: 63-5.

5. Ghezzi F, Cromi A, Fasola M, *et al.* One-trocar salpingectomy for the treatment of tubal pregnancy: a 'marionette-like' technique. BJOG. 2005; 112: 1417-419.

6. Fagotti A, Fanfani F, Marocco F, *et al.* Laparoendoscopic single-site surgery (LESS) for ovarian cyst enucleation: report of first 3 cases. Fertil Steril. 2009; 92: 13-6.

7. Kim TJ, Lee YY, Kim MJ, *et al.* Single port access laparoscopic adnexal surgery. J Minim Invasive Gynecol. 2009; 16: 612-15.

8. Jung YW, Choi YM, Chung

CK, *et al.* Single port transumbilical laparoscopic surgery for adnexal lesions: a single center experience in Korea. Eur J Obst Gynecol Repr Biol. 2011; 155: 221-24.

9. Rothenberg SS, Shipman K, Yoder S. Experience with modified single-port laparoscopic procedures in children. J Laparoendosc Adv Surg Tech A. 2009; 19: 695-98.

10. Takeda A, Imoto S, Mori M, *et al.* Wound retraction system for isobaric laparoendoscopic single-site surgery to treat adnexal tumors: pilot study. J Min Inv Gynecol. 2010; 17: 626-30.

11. Carmona F, Castelo-Branco C, Martínez MA, *et al.* Anexectomía bilateral laparoscópica utilizando una nueva técnica mínimamente invasiva. Prog Obstet Ginecol. 2009; 52: 668-73.

12. Lee YY, Kim TJ, Kim CJ, *et al.* Single-port access laparoscopic-assisted vaginal hysterectomy: a novel method with a wound retractor and a glove. J Min Inv Gynecol. 2009; 16: 450-53.

13. Yim GW, Jung YW, Paek J, *et al.* Transumbilical single-port access versus conventional total laparoscopic hysterectomy: surgical outcomes. Am J Obstet Gynecol. 2010; 203: 1-6.

14. Gilabert-Estelles J, Castelló JM, Gilabert-Aguilar J. Transumbilical single-incision laparoscopic hysterectomy for large uterus: feasibility of the technique. Gynecol Surg. 2010; 7: 143-48.

15. Rosenblatt P, Makai G, DiSciullo A. Laparoscopic supracervical hysterectomy with transcervical morcellation: initial experience. J Min Inv Gynecol. 2010; 17: 331-36.

16. Lee JH, Choi JS, Jeon SW, *et al.* Single-port laparoscopic myomectomy using transumbilical GelPort access. Eur J Obst GynecolRepr Biol. 2010; 153: 81-4.

17. Lim MC, Kim TJ, Kang S, *et al.* Embryonic natural orifice transumbilical endoscopic surgery (E-Notes) for adnexal tumors. Surg Endosc. 2009; E-pub Apr 3.

18. Nickles Fader A, Escobar PF. Laparoendoscopic single-site surgery (LESS) in gynecologic oncology: technique and initial report. Gynecol Oncol. 2009; 114: 157-61.

19. Escobar PF, Nickles Fader A, Paraiso MF, *et al.* Robotic-assisted laparoendoscopic single-site surgery in gynecology: initial report and technique. J Min Inv Gynecol. 2009; 16: 589-91.

Capítulo 11

Cirugía laparoscópica a través de incisión única en España. Resultados preliminares del Registro Nacional

C. Moreno Sanz, A. Morandeira Rivas, J.L. Salvador Sanchís, S. Morales Conde y participantes en el Registro Nacional de Cirugía a través de Incisión Única*

*Participantes en el Registro Nacional de Cirugía a través de Incisión Única: Carlos de Agustín Asensio, Iván J. Arteaga González, María D. Balsalobre Salmerón, Juan Barri Trunas, Juan Bellido Luque, Marcos Bruna Esteban, Teresa Calderón Duque, Idelfonso Campano Cruz, Ramón Clavería Puig, Carlos Durán Escribano, Jordi Escoll Rufino, Xavier Feliu Palà, José María Fernández Cebrián, Manuel García Caballero, César García Llorente, Jesús Garijo Álvarez, Martín Gascón Hove, Pablo Gil Yuste, César Ginesta Martí, Luis Gómez Quiles, José Manuel Gutiérrez Cabezas, Mª Luz Herrero Bogajo, Santos Jiménez de los Galanes, David Lacasa Martín, Santiago López Ben, Francisco López Bernal, Marc Martí Gallostra, David Martínez Cecilia, Sagrario Martínez Cortijo, David Martínez Ramos, Manuel Miras Estacio, Salvador Morales Conde, Antonio Morandeira Rivas, Carlos Moreno Sanz, José Noguera Aguilar, Federico Ochando Cerdán, Emilio Prendes Sillero Jorge, Juan Olsina Kissler, Rodolfo Rodríguez Carrillo, Rafael Rosado Cobián, Rafael Ruiz Orellana, Antonio Torres García, Alex Sáenz Coromina, Juan José Sánchez Cano, Eduard Targarona Soler, Óscar Vidal Pérez, Ramón Vilallonga Puy y Rafael Villalobos Mori.

Sinopsis

El interés suscitado por las técnicas quirúrgicas laparoscópicas realizadas a través de un único puerto motivó que desde la Sección de Cirugía Endoscópica de la Asociación Española de Cirujanos se pusiera en marcha el Registro Nacional de Cirugía a través de Incisión Única con el fin de estudiar el grado de implantación de estas técnicas en nuestro país, así como los principales aspectos clínicos, tecnológicos y técnicos relacionados.

1   Introducción

La implantación y el desarrollo de una nueva técnica quirúrgica es siempre un reto para los cirujanos, cuya responsabilidad exige que este proceso se realice con la mayor eficacia y seguridad posibles.

La utilidad de los registros multicéntricos de pacientes para evaluar los resultados de una innovación en cirugía ya se ha señalado previamente,[1,2] y se ha recomendado de forma explícita su realización en el caso de la cirugía a través de incisión única.[3]

En España, el interés suscitado por las técnicas quirúrgicas laparoscópicas realizadas a través de un único puerto motivó que desde la Sección de Cirugía Endoscópica de la Asociación Española de Cirujanos (AEC) se pusiera en marcha el Registro Nacional de Cirugía a través de Incisión Única (RNCIU), con el fin de estudiar el grado de implantación de estas técnicas así como los principales aspectos clínicos, tecnológicos y técnicos relacionados.

El objetivo de este estudio fue recoger los datos más significativos sobre la implantación, la aplicación clínica, los aspectos técnicos y las posibles complicaciones de la cirugía laparoscópica a través de incisión única en nuestro país.

2   Material y métodos

Durante el primer trimestre de 2010 se puso en marcha el proyecto para el desarrollo del RNCIU. Valorada su idoneidad, se consensuó su estructura y formulario, y en mayo de 2010 ya era accesible en fase de pruebas. En junio se inició la recogida de datos a través de un formulario disponible en el sitio web de la AEC (http://www.aecirujanos. es/registros/reg_cir_lap_incision_unica.php), que incluía aspectos clínicos, técnicos y tecnológicos. El Registro se publicitó en los medios electrónicos de la AEC y en reuniones científicas.

Los formularios recogidos en este trabajo corresponden a los recibidos entre junio y diciembre de 2010. Todos los registros fueron revisados por el coordinador del Registro y por el responsable de la base de datos, excluyendo para el análisis aquellos datos considerados poco coherentes.

Los datos obtenidos mediante los formularios se almacenaron en una base de datos Microsoft® Access® 2010 diseñada específicamente para el registro y explotada mediante SPSS®.

El estudio no recibió soporte económico público ni privado, y la decisión final de publicación de estos resultados fue responsabilidad del coordinador del RNCIU y de la junta de la Sección de Cirugía Endoscópica de la AEC.

3   Resultados

Durante el período de estudio se recibieron formularios procedentes de 32 centros hospitalarios (véase la tabla 1). La gestión de las instituciones participantes era pública en el 87,5 % de los casos y privada en el resto.

Hospital Fundación Alcorcón, Alcorcón	Hospital Nuestra Señora del Prado, Talavera de la Reina
Hospital Arnau de Vilanova, Lérida	Hospital de Riotinto, Riotinto
Hospital El Bierzo, Ponferrada	Clínica Sagrada Familia, Barcelona
Hospital Universitario de Canarias, Tenerife	Hospital Clínico San Carlos, Madrid
Hospital General de Castellón, Castellón	Hospital Sant Joan de Reus, Reus
Hospital Clínic, Barcelona	Hospital de la Sta. Creu i Sant Pau, Barcelona
Hospital de Hospitalet, Barcelona	Hospital Sierrallana, Torrelavega
Hospital Infanta Sofía, Madrid	Hospital Son Llátzer, Palma de Mallorca
Hospital de Igualada, Igualada	Departamento de Cirugía, Universidad de Málaga, Málaga
Hospital la Inmaculada, Huércal Overa	Clínica USP Marbella, Marbella
Hospital Josep Trueta, Gerona	Hospital General de Valencia, Valencia
Hospital de Madrid, Madrid	Hospital Vall d'Hebron, Barcelona
Hospital Mancha Centro, Alcázar De San Juan	Hospital Virgen de la Paloma, Madrid
Hospital de Manises, Valencia	Hospital Universitario Virgen del Rocío, Sevilla
Hospital Mateu Orfila, Menorca	Hospital Virgen del Rosell, Cartagena
Hospital Militar de Zaragoza, Zaragoza	Hospital Virgen de la Salud, Toledo

Tabla 1. Centros participantes.

En cuanto a la actividad por centro, el 96 % se realizó en 18 centros, y cuatro de ellos acumularon el 51 % de los casos. Quince centros enviaron menos de cinco casos.

Para el estudio se han recogido 1062 formularios correspondientes a 394 (37,8 %) hombres y 651 (62,3 %) mujeres, con una edad media de 46,6 ± 17,3 años. El índice de masa corporal en estos pacientes era de 27 ± 5,2, y el índice ASA era I o II en el 89,4 % de los casos.

Los procedimientos llevados a cabo se detallan en la tabla 2. La distribución de la complejidad de la patología fue bastante homogénea en los centros que aportaron más de veinticinco casos, exceptuando determinados procedimientos (órgano sólido y cirugía bariátrica) que se realizaron en servicios con amplia experiencia en este campo.

Procedimientos	Pacientes	(%)
Colecistectomía	651	(61,3)
Apendicectomía	228	(21,5)
Cirugía de colon	74	(7)
Cirugía de órganos sólidos	40	(3,8)
Cirugía de obesidad	23	(2,2)
Cirugía de pared abdominal	21	(22)
Miscelánea	25	(2,3)

Tabla 2. Procedimientos realizados.

Dispositivo	Pacientes	(%)
SILS®	643	(60,5)
Multitrocar	200	(18,8)
TriPort®	147	(13,8)
GelPoint®	33	(3,1)
QuadPort®	10	(0,9)
SSL®	6	(0,6)
Endoscopio flexible	3	(0,3)
Otros	20	(1,9)

Tabla 3. Dispositivos de entrada.

El tipo de dispositivo de entrada utilizado se indica en la tabla 3. Con respecto a otros aspectos tecnológicos de interés, en el 55,9 % de los casos se utilizó algún instrumento articulado, en el 11,5 % multiacodado y en el 32,5 % instrumental laparoscópico convencional.

El sistema de imagen más utilizado fue un laparoscopio de 5 mm y 30º (51,7 %), seguido de laparoscopios de 5 mm con visión frontal (22,3 %) y ópticas de 10 mm (18,6 %). En el 5,4 % de los casos se utilizó un dispositivo con punta flexible, y en el 0,9 % un endoscopio flexible.

El tipo de incisión más utilizada fue la umbilical (91,6 %), con predominio de la vía transumbilical (71,3 %). En la mayor parte de las cirugías no se utilizó ningún sistema de asistencia (62,8 %), y la sutura transparietal fue la técnica más utilizada (70,6 %). En el 3,6 % de los casos se empleó como asistencia una pinza de laparoscopia convencional menor de 5 mm, sin considerar esta maniobra como conversión.

Respecto a la técnica de cierre, en el 95 % de los casos se realizó un cierre fascial simple y en el resto se utilizó algún tipo de prótesis.

La tasa de conversión fue del 12,3 %, con un 10,9 % de conversiones a cirugía laparoscópica y un 1,4 % a laparotomía. La dificultad para la manipulación tisular (56,1 %) y la visión subóptima (20,5 %) fueron las principales causas de conversión. En el 11,4 % de los casos el abordaje se varió por hemorragia, y en el resto por distintos problemas técnicos.

El tiempo de intervención presentó una mediana de 55 (15-385) minutos, y la mediana de la estancia postoperatoria fue de 47 (4-744) horas.

La morbilidad de los pacientes fue del 9,8 %, con predominio de las complicaciones de la herida quirúrgica (5,8 %). La mortalidad registrada (0,1 %) se relacionó con una dehiscencia anastomótica en un paciente sometido a colectomía por cáncer de colon, lo que supone una mortalidad del 1,4 % en el grupo de pacientes de cirugía de colon realizada a través de este abordaje.

4 Discusión

La cirugía a través de incisión única tiene un importante potencial de innovación en el campo de la cirugía mínimamente invasiva, pero es imprescindible hacer todo el esfuerzo posible para conseguir un uso responsable, siguiendo los más altos estándares de seguridad y eficacia. En caso contrario, corremos el riesgo de desacreditar la técnica, perdiendo la oportunidad de verla madurar como tal y malogrando otros avances surgidos del desarrollo tecnológico desencadenado.

Los datos obtenidos en el RNCIU permiten orientar el grado de implantación de estas técnicas en España, aunque con una limitación importante. La participación en el RNCIU es voluntaria, y como tal, si bien muestra una tendencia, no recoge toda la realidad del país. Este hecho es fácilmente constatable al comprobar, en las reuniones científicas y la literatura médica, que existe actividad en un campo que no se ha comunicado al RNCIU. No obstante, el registro es una importante herramienta que nos ha permitido dibujar un mapa de desarrollo de las distintas técnicas y elaborar información en un campo en que la evidencia científica es escasa.

Nuestros resultados demuestran la factibilidad de un buen número de procedimientos en distintas áreas de la cirugía, con un desarrollo similar al que se encuentra en la literatura.[4,5] Los procedimientos realizados con más frecuencia (colecistectomía, apendicectomía) traducen que la vía utilizada para la inmersión en esta cirugía son las afecciones de alta prevalencia, de complejidad media-baja y con estándares muy reconocidos. Además, se observa una tendencia homogénea a ir incorporando procedimientos más complejos a medida que se acumula experiencia, y hacia el desarrollo específico de procedimientos muy concretos (cirugía bariátrica y de órgano sólido) en el seno de grupos con amplia experiencia en estas áreas.

Desde el punto de vista tecnológico es posible detectar preferencias de uso de algunos dispositivos de entrada. Si bien esta tendencia podría explicarse por la idoneidad de los dispositivos, también se justificaría por su disponibilidad y por las estrategias de introducción de productos en el mercado de las empresas suministradoras. Con respecto a los sistemas de imagen, predomina la utilización de laparoscopios de 5 mm y visión angulada. Finalmente, es habitual en todos los grupos la utilización de una combinación de pinzas articuladas e instrumental convencional.

Aunque no hay estándares técnicos reconocidos, se vislumbra un camino común con una mayoría de incisiones transumbilicales, pocas asistencias y cierres aponeuróticos simples.

Es difícil establecer conclusiones sobre la tasa de conversión, ya que los procedimientos incluidos en el RNCIU son muy heterogéneos. La tasa de conversión fue del 12,3 %, con un 10,9 % a laparoscopia multitrocar, lo cual es concordante con la experiencia acumulada (0 %-24 %).[4]

La morbilidad registrada es aceptable, teniendo en cuenta la heterogeneidad de los pacientes y de los procedimientos. Uno de los aspectos que más preocupan al evaluar los resultados de la cirugía a través de incisión única son las complicaciones de la herida. Al tratarse de una incisión mayor que la de un trocar convencional, podría esperarse un aumento en la incidencia de hernias incisionales. En la actualidad, aunque no hay estudios con potencia estadística que evalúen esta complicación, la incidencia se encuentra en torno al 2,5 %,[4] en el mismo rango (0,18 %-2,8 %) que la observada con los trocares convencionales.[6] En los pacientes del RNCIU, la incidencia global de hernia incisional fue del 0,8 %, y del 1,1 % para el grupo más numeroso de pacientes (colecistectomía). Sin embargo, el diseño del registro hace pensar que este dato se encuentra infravalorado y que sería necesario auditar esta complicación tras un periodo de seguimiento prolongado.

Aunque la mortalidad siempre reviste significación al evaluar una innovación en cirugía, la tasa registrada es baja (0,8 %) considerando que hay pacientes de edad avanzada y con comorbilidad. Contextualizando la mortalidad en el grupo en que ocurrió, fue del 1,4 %, porcentaje que se encuentra en el rango de mortalidad registrado (1 %-4 %) en grandes estudios que evalúan los resultados de la cirugía laparoscópica colorrectal.[7-9] Además, es inferior al 3 % registrado durante la realización de un programa de fellowship en cirugía colorrectal.[10]

5　Conclusiones

La cirugía laparoscópica a través de incisión única es un concepto novedoso del que se han hecho eco cirujanos de todo el mundo, y al cual no es ajena la comunidad científica española.

Los resultados del RNCIU demuestran la factibilidad de numerosos procedimientos en un marco de eficacia y seguridad. Desde el punto de vista tecnológico, aunque todavía es pronto para poder hablar de estándares, se observa una clara tendencia hacia la utilización de determinados dispositivos, instrumental y equipos.

Por último, el RNCIU es una importante fuente de datos que permitirá el estudio pormenorizado de subgrupos de patologías, con el fin de avanzar en el conocimiento de estas técnicas, generar evidencia científica y plantear otro tipo de estudios.

Bibliografía

1. McCulloch P, Altman DG, Campbell WB, *et al.* No surgical innovation without evaluation: the IDEAL recommendations. Lancet. 2009; 374: 1105-112.

2. Neugebauer EA, Becker M, Buess GF, et al. EAES recommendations on methodology of innovation management in endoscopic surgery. Surg Endosc. 2010; 24: 1594-615.

3. Gill IS, Advincula AP, Aron M, *et al.* Consensus statement of the consortium for laparoendo-

scopic single-site surgery. Surg Endosc. 2010; 24: 762-68.

4. Ahmed K, Wang TT, Patel VM, *et al.* The role of single-incision laparoscopic surgery in abdominal and pelvic surgery: a systematic review. Surg Endosc. 2011; 25: 378-96.

5. Tsai AY, Selzer DJ. Single-port laparoscopic surgery. Adv Surg. 2010; 44: 1-27.

6. Comajuncosas J, Vallverdú H, Orbeal R, *et al.* Eventración de los orificios de los trocares en cirugía laparoscópica. Cir Esp. 2011; 89: 72-6.

7. Clinical Outcomes of Surgical Therapy Study Group. A comparison of laparoscopically assisted and open colectomy for colon cancer. N Engl J Med. 2004; 350: 2050-59.

8. Guillou PJ, Quirke P, Thorpe H, *et al.* Short-term endpoints of conventional versus laparoscopic-assisted surgery in patients with colorectal cancer (MRC CLASICC trial): multicentre, randomised controlled trial. Lancet. 2005; 365: 1718-726.

9. Veldkamp R, Kuhry E, Hop WC, *et al.* Laparoscopic surgery versus open surgery for colon cancer: short-term outcomes of a randomised trial. Lancet Oncol. 2005; 6: 477-84.

10. Waters JA, Chihara R, Moreno J, *et al.* Laparoscopic colectomy: does the learning curve extend beyond colorectal surgery fellowship? SLS. 2010; 14: 325-31.

Índice analítico